DE L'OPPORTUNITÉ DE L'ANUS ARTIFICIEL DANS LES CAS DE TUMEURS DU RECTUM

PAR

Ernest RICHARD,
Docteur en médecine de la Faculté de Paris,
Élève des hôpitaux.

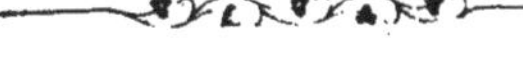

PARIS
ADRIEN DELAHAYE, LIBRAIRE-ÉDITEUR
PLACE DE L'ÉCOLE-DE-MÉDECINE.
1875

DE

L'OPPORTUNITÉ DE L'ANUS ARTIFICIEL

DANS LES

CAS DE TUMEURS DU RECTUM

PAR

Ernest RICHARD,

Docteur en médecine de la Faculté de Paris,

Elève des hôpitaux.

PARIS

ADRIEN DELAHAYE, LIBRAIRE-ÉDITEUR

PLACE DE L'ÉCOLE-DE-MÉDECINE.

1875

DE
L'OPPORTUNITÉ DE L'ANUS ARTIFICIEL
DANS LES
CAS DE TUMEURS DU RECTUM

INTRODUCTION.

En suivant le service de M. le professeur Richet, nous avons été frappé des beaux résultats obtenus par cet habile chirurgien et de la facilité avec laquelle il pratique l'opération dite de l'anus artificiel, considérée toujours comme très-périlleuse, et qui, nous pouvons le dire aujourd'hui sans crainte, n'offre pas plus de dangers que les opérations courantes, surtout, condition essentielle à la réussite, quand elle est faite en temps opportun.

C'est sur l'avis de M. Richet que nous avons entrepris ce travail dans notre thèse inaugurale, n'espérant pas jeter un jour nouveau sur une question déjà connue, mais qui n'a pas encore été assez discutée, mais voulant simplement vulgariser une opération, pour ainsi dire inédite en France, du moins pour ce qui concerne les tumeurs du rectum, opération qui peut dans certains cas sauver la vie des malades (le fait est rare), et dans la plupart des autres cas prolonger au moins l'existence à laquelle on se rattache toujours, si pénible qu'elle puisse être pour celui qui est atteint de ces sortes d'affections.

Nous bornerons notre sujet aux tumeurs rectales, laissant de côté toutes les autres maladies de cette région dans lesquelles on a pratiqué cette opération. Nous nous sommes attaché surtout à tirer les conséquences des faits que nous avons eus sous les yeux, c'est-à-dire des bonnes observations que nous avons pu recueillir tant chez M. le professeur Richet que chez M. le professeur Verneuil. Les quelques recherches que nous avons faites dans les journaux anglais qui regorgent de faits relatant les succès nombreux obtenus dans ces sortes d'opérations, viennent encore confirmer l'avis que nous émettons et corroborer notre opinion. Il est admirable de voir comme, dans ce pays d'outre-Manche, dès que la question du diagnostic a été vidée et résolue, on en arrive, presque sans hésitation aucune, à pratiquer ce qu'ici on considère comme une opération redoutable et demandant une réflexion de plusieurs jours.

Avant de terminer, qu'il nous soit permis de remercier MM. les professeurs Richet et Verneuil des bons conseils qu'ils ont eu l'obligeance de nous donner, et des excellentes observations qu'ils nous ont fournies.

DE L'ANUS ARTIFICIEL. — DES TUMEURS DU RECTUM.

Avant d'entrer dans notre sujet, il convient de définir ce qu'on entend par anus artificiel, ainsi que le lieu où se pratique cette opération, et dans quelles circonstances spéciales dans le cadre où nous nous sommes placé, on doit y avoir recours.

On donne le nom d'anus artificiel à cette opération qui consiste à pratiquer une ouverture à la paroi abdominale et à une anse intestinale, ouverture rendue permanente dans le but de suppléer à l'anus naturel et à ses fonctions. Il existe bien des cas où l'on est obligé d'établir un anus contre nature; dans les cas d'imperforations du rectum, d'occlusion intestinale, etc., et enfin dans les circonstances particulières (nous abordons ici le sujet qui nous concerne), où une tumeur quelconque, de quelque nature qu'elle soit, devenue inaccessible à tous les moyens chirurgicaux, produit des phénomènes tellement graves que la mort doit arriver d'un instant à l'autre, si l'art n'intervient pas. Nous ne venons pas dire ici que ce soit un moyen de guérison radicale, mais nous croyons néanmoins, en toute sincérité, nque l'on doit se juger heureux quand on peut tirer d'u trépas imminent pour tous un malade qui, sans cette ressource, aurait péri inévitablement dans les plus atroces souffrances. Talma et Broussais, deux hommes illustres, ne seraient pas morts si subitement, si l'on avait osé avoir recours à l'opération de l'anus artificiel, telle était l'opinion du chirurgien Amussat. Mais, dira-t-on, vous prolongez la vie d'un malade pour quelques instants seulement, vingt-quatre heures? Je répondrai ici par les faits eux-mêmes qui seront plus concluants que tous les écrits possibles. Sur trois observations que j'apporte, une malade vit depuis plus d'un an; un autre malade actuellement à l'Hôtel-Dieu, salle Saint-Charles, dans le service de M. le professeur Richet, est en bon état de santé et se refait tous les jours. Son appétit est excellent, la teinte cachectique a disparu complètement depuis le moment où il a été opéré, c'est-à-dire depuis environ quatre mois. Il se lève, va et vient et ne pense pas à son mal, grâce à l'appareil ingénieux que lui a fait construire M. Richet.

Le troisième malade dont nous avons parlé est celui de M. le professeur Verneuil qui, arrivant à l'hôpital Lariboisière dans un état désespéré et voisin de la mort, a pu survivre encore huit mois à l'affreuse maladie dont il était atteint. N'est-ce point là de beaux résultats pour la chirurgie de rendre un malade à la vie, ne serait-ce que pour quelque temps, et de lui donner une guérison véritable, mais dont l'échéance n'est malheureusement que trop courte ? Ainsi donc la moyenne de la prolongation de la vie dépasse de beaucoup vingt-quatre heures, et je n'ai cité ici que de très mauvais cas, puisque tous les malades dont il est question étaient atteints de rétrécissements carcinomateux du rectum. Ces faits sont ceux de la pratique hospitalière, mais que de fois n'avons-nous pas entendu M. le professeur Richet parler de ses succès en ville ! Il nous citait encore l'exemple, ces jours derniers, d'un vieil espagnol qu'il avait opéré pour une tumeur du rectum, qui le suppliait de ne point laisser se refermer son anus contre nature. Je laisse également de côté les observations anglaises, beaucoup plus nombreuses que les nôtres, et par conséquent plus concluantes ; j'aurai occasion plus tard d'en reparler et d'en donner une analyse complète.

Avant d'entrer plus avant dans notre sujet, il nous faut établir la division des rétrécissements du rectum, afin de bien faire voir dans quelles circonstances et dans quelles conditions favorables au succès de l'opérateur peut être et doit être entreprise une opération si méticuleuse et dont l'opportunité doit être saisie, pour ainsi dire, au vol.

Les tumeurs du rectum, ou pour mieux dire les rétrécissements du rectum, en dehors des tumeurs hémorrhoïdales et polypeuses, peuvent être divisées, quant à leur nature, en quatre groupes qui sont par ordre de fréquence :

1° Les rétrécissements cancéreux et tuberculeux,

2° Les syphilômes ou rétrécissements syphilitiques,

3° Les rétrécissements inflammatoires,

4° Les fibrômes ou rétrécissements fibreux.

1° *Des rétrécissements cancéreux et tuberculeux.* — J'ai rangé les rétrécissements cancéreux et tuberculeux dans le premier groupe, parce que tous deux sont la conséquence d'une dégénérescence, qui diffère, il est vrai, dans la nature de la production morbide.

Le rétrécissement cancéreux se diagnostique par exclusion des trois autres, puis aussi par sa friabilité, sa fréquence, ainsi que par l'écoulement sanieux que produit la tumeur arrivée à sa dernière période; enfin les douleurs vives qui accompagnent cette affection sont d'un précieux secours pour le diagnostic.

Ce cancer peut être circonscrit ou diffus. Il est le plus souvent circonscrit, et alors il se présente sous forme de plaques pouvant affecter différentes formes, mais de préférence la forme annulaire. Quant à la nature de cette affection, elle varie considérablement; néanmoins le squirrhe du rectum est un fait assez exceptionnel, bien qu'Allingham, auteur anglais distingué et compétent dans ces sortes de choses, ait prétendu que ce soit cette forme de carcinôme que l'on rencontre le plus souvent dans cette région. Tel n'est point notre avis ni celui de la plupart des chirurgiens. Les deux variétés de cancers qui ont été rencontrés le plus souvent sont l'épithélioma et l'encéphaloïde, puis en troisième lieu le cancer colloïde. Cette dégénérescence organique du rectum compte, d'après une statistique anglaise fort bien établie, pour 1/38 dans les maladies de cette région, puisque, sur 4,000 affections de ce genre, Allingham a rencontré 105 carcinômes de toute nature. Les hommes en sont plutôt atteints que les femmes. Quant à son siége, il résulte que, d'après de nombreuses observations, il occupe le plus ordinairement la moitié inférieure du rectum.

Diagnostic différentiel des tumeurs cancéreuses du rectum. — Un cancer rectal peut être confondu avec : 1° des hémorrhoïdes; 2° des polypes; 3° des indurations de nature vénérienne succédant à une blennorrhagie rectale.

1° Les hémorrhoïdes : leur gonflement irrégulier, leur turgescence intermittente, leur réductibilité, leur consistance élastique, leur flétrissure, le bon état de santé dans lequel se trouve celui qui en est atteint, ne laissent aucun doute et ne permettent point de ne pas les distinguer de cette tumeur, dure, bosselée, irréductible, inégale, si douloureuse du carcinôme non ulcéré, et encore moins du cancer ulcéré et friable, arrivé à la dernière période, dite période de cachexie.

2° Les polypes sont pédiculés et flottants pour ainsi dire, dans le conduit rectal et ne produisent pas d'indurations. Détachés de leur point d'insertion, ils sont chassés dans l'effort de la défécation, donnent lieu à un écoulement de sang pur ou de sérosité mélangée à du sang. De plus, ils sont indolents comme les syphilômes et les tumeurs fibreuses du rectum, et ne récidivent pas.

3° Quant aux indurations vénériennes, elles consistent dans un état inflammatoire de la membrane muqueuse du conduit rectal qui se boursoufle et produit un rétrécissement très-marqué avec écoulement anal de nature spéciale. L'écoulement de cette espèce d'affection peut la faire confondre avec le cancer. Mais le cancer donne de vives douleurs en dehors de la rétention des matières fécales ; de plus le suintement produit par cette inflammation chronique dont je parle la précède, pour ainsi dire, puisqu'elle a succédé à une rectite aiguë avec blennorrhagie. Je me propose de parler, dans les rétrécissements inflammatoires, de ces indurations vénériennes consécutives, la plupart du temps, à des manœuvres illicites.

2° *Des syphilômes.* — Les syphilômes sont caractérisés surtout par trois caractères : induration des parois rectales, indolence, absence de friabilité, trois symptômes certains ne permettant aucune confusion avec le carcinôme. Cette espèce de rétrécissement est beaucoup plus commune chez la femme que chez l'homme. L'induration du syphilôme se distingue de l'induration du fibrôme de cette région par de gros plis sillonnant le rectum, et par des tubercules durs, comme fibreux, sans aucune élasticité. L'exploration faite avec le doigt est sans douleur, donne la sensation de bosselures, et ne ramène aucun liquide comme dans le carcinôme. Ce qui est le caractère pathognomonique d'un pareil rétrécissement, ce sont les antécédents, surtout quand le malade a la bonne volonté de les avouer.

Ces tumeurs syphilitiques obturant la lumière du canal rectal ne seraient dues, d'après, Fournier (leçons sur les lésions tertiaires de l'anus et du rectum) qu'à une infiltration de l'anus et du rectum par un néoplasme, encore indéterminé comme structure initiale, mais susceptible de dégénérer plus tard en tissu fibreux rétractile et de produire ainsi des coarctations intestinales plus ou moins étendues. Cette lésion s'améliore rarement sous l'influence du traitement spécifique. M. Fournier a vu exceptionnellement, deux syphilômes céder au traitement anti-syphilitique. Mais ce n'est que l'exception, car la plupart du temps, les malades ne souffrent pas et ne s'aperçoivent de leur maladie que lorsque le rétrécissement est constitué.

3° *Des rétrécissements inflammatoires.* — Il existe un troisième ordre de faits qui, je crois, sont du ressort de notre thèse. Je veux parler des rétrécissements inflammatoires consécutifs à de vastes ulcérations chroniques et profondes, succédant elles-mêmes à des diarrhées rebelles, à la dysentérie; le siége de ces sortes de lésions est situé, le plus souvent, à l'extrémité inférieure du tube digestif. En effet, l'inflammation chronique des parois intestinales peut être la cause d'ulcérations et d'indurations successives arrivant, par leur chronicité, à rétrécir le calibre de ce canal et pouvant donner lieu aux mêmes accidents que des rétrécissements organiques de cette région, car, de ce qu'à l'autopsie on a hésité entre un squirrhe et une autre espèce d'induration, il n'en résulte pas qu'on doive admettre l'identité du cancer et de tout rétrécissement du rectum. L'extraction des hémorroïdes, ainsi que le broiement d'une tumeur polypeuse peuvent aussi être les causes d'un rétrécissement du rectum. En dehors de ces rétrécissements dont nous venons de parler, il existe un autre ordre de faits, ce sont les inflammations de diverses natures, donnant lieu à des rectites avec écoulement dont la spécincité varie suivant que l'instrument vulnérant et contagieux était ou n'était point en possession de maladie.

Nous nous expliquons. Il est question ici de la pédérastie passive Trois cas peuvent se présenter, donnant lieu à trois sortes de rectités différentes : 1° L'individu qui était pédéraste actif n'était point malade ; 2° Il avait la blennorrhagie ; 3° Des chancres mous ou syphilitiques, avec tous les accidents qui se rattachent à cette dernière affection constitutionnelle.

Dans le premier cas, le pédéraste passif pourra ne contracter qu'une rectite pure et simple, avec écoulement purulent ; dans ce cas, l'inflammation qui se développe, n'est, pour ainsi dire, consécutive qu'à un traumatisme. Dans le deuxième cas, il y a eu un virus dit blennorrhagique, qui a développé une rectite blennorrhagique reconnaissable à ce que le suintement qui en provient peut donner lieu à une ophthalmie purulente de même nature que le mal. Dans le troisième cas de ce rapprochement contraire aux lois de nature, il s'ensuit une rectite chancreuse, syphilitique ou non, suivant que l'organe porteur de la maladie était contagionné par la syphilis ou par un chancre mou.

Nous ne parlons que des accidents immédiats de la syphilis, car nous avons vu plus haut qu'ils peuvent donner à longue échéance, des tumeurs syphilitiques ou syphilômes.

Ces trois sortes de rectites sont malheureusement causes de bien des rétrécissements inflammatoires.

4° *Des fibrômes ou rétrécissements fibreux.*— Il existe une quatrième classe de rétrécissements : ce sont les fibrômes, tumeurs rectales excessivement rares et qu'on ne trouve qu'exceptionnellement. Voici la forme qu'ils affectent le plus souvent : ils sont disposés en forme de véritables cloisons placées transversalement, dont la partie centrale offre quelquefois une ouverture qui peut recevoir la pulpe du doigt ; c'est ce qu'on a appellé rétrécissement valvulaire. Dans un cas observé à l'Hotel-Dieu, chez Breschet et relaté dans le journal l'*Expérience* par Demarquay, un rétrécissement ayant la forme valvulaire dont j'ai parlé plus haut, fut attribué à la transformation fibreuse du tissu cellulaire sous-muqueux. Une divergence d'opinion existe depuis longtemps à ce sujet car Amussat rapporte, dans la *Gazette médicale*, de Paris, de 1839, que l'autopsie démontra que le rétrécissement dont était atteint notre célèbre tragique Talma, était un squirrhe de cette région. D'autre part, on trouve dans le *Répertoire d'anatomie et de physiologie* (t. III, p. 110 et suiv.), des détails sur l'affection dont est mort Talma, dus à Biett et lus par lui à l'académie de médecine en 1827. Toute sa vie, Talma avait été tourmenté par une constipation opiniâtre, rebelle à tous les traitements. Plusieurs fois, il avait été pris d'accidents analogues à l'obstruction intestinale, et, heureusement conjurés. Mais il ne tarda pas à succomber à un de ces accès de rétention des matières fécales. L'autopsie fut faite par Breschet, et on trouva les lésions suivantes : Le côlon était, à sa terminaison dans le petit bassin, entouré d'un cylindre dur rougeâtre, parcouru par des brides celluleuses et fibreuses et offrant des sillons analogues à ceux d'une bourse dont l'ouverture est forcée par des cordons. C'est exactement la description des rétrécissements fibreux que nous avons décrits plus haut. Pour Breschet, la mort de Talma était due à un rétrécissement valvulaire.

De toute la description des rétrécissements du rectum que nous venons d'énumérer, quels sont ceux pour lesquels l'anus artificiel peut être d'une grande ressource. Je répondrai pour tous, mais dans certaines conditions qu'il faut déterminer ; néanmoins c'est peut-être l'unique moyen qui reste pour sauver la vie d'un homme atteint de rétrécissement cancéreux de cette région. Je sais bien qu'on a proposé bien des traitements chirurgicaux, mais les uns, au lieu de soulager le malade, aggravent au contraire son état, les autres le font périr, ou s'il y a guérison momentanée, la récidive arrive plus terrible que le mal lui-même et enlève le patient au milieu des plus horribles souffrances. Passons en revue les divers moyens qui ont été employés pour les rétrécissements cancéreux du rectum. La cautérisation, l'écrasement, l'arrachement, la dilatation progressive ou forcée, et enfin le seul traitement local qui pourrait être efficace, s'il n'était si terrible et si meurtrier, nous voulons parler de l'extirpation de l'extrémité inférieure du rectum ou de la portion atteinte par le cancer; cette dernière ressource ne peut encore être utilisée que pour les carcinomes de la région anale ou sphinctérienne, au plus. Quant à ceux qui sont situés au-dessus de la région ampullaire, c'est-à-dire environ à 10 centimètres de l'orifice anal, il ne peut en être question. Revenons aux divers procédés chirurgicaux employés dans le but de remédier et de guérir même, les affections qui nous occupent. La cautérisation n'est employée que pour les tumeurs externes ; l'écrasement, l'arrachement, ne conviennent également que pour les tumeurs faisant saillie en dehors. La dilatation, moyen très-usité et le seul à la portée du médecin pendant les premiers temps de cette affection, ne tarde pas à devenir insupportable, douloureuse même pour le malade, qui préfère ne pas manger pour ne pas aller à la garde-robe, dans la crainte d'être sondé, tellement la douleur est violente. De plus, cette façon d'agir est nuisible à la maladie elle-même. La mèche portée sur le porte-mèche ou la sonde, irritent des parties tuméfiées, malades, saignantes, les rétrécissent de nouveau et font plutôt du mal que du bien. Et nous ne parlons pas de ces fausses routes que l'on peut faire avec une si grande facilité à travers un tissu mou, friable, lardacé, et sans aucune consistance, tel que celui du cancer de cette région. Quant à l'ablation de la partie du rectum qui est atteinte de dégénérescence cancéreuse ; c'est une opération sanglante et qui ne peut entièrement déraciner le mal, car les récidives ne sont que trop fréquentes et les accidents consécutifs tels que hémorrhagies, dysurie, péritonite mortelle, phlébite, ne laissent guère de chance de succès. Cette opération est complètement bannie de l'Angleterre. Vidal de Cassis la blâme. Elle n'est praticable que dans les cas où le rétrécissement remonte à peu de hauteur dans le rectum.

De tous ces moyens chirurgicaux qui ne sont, il faut l'avouer, que palliatifs, il faut choisir celui qui a déjà réussi le plus de fois, dans le cas de rétrécissements cancéreux, qui a été le plus souvent pratiqué et enfin, dont les conséquences opératoires sont les moins redoutables, nous voulons parler de l'anus artificiel. Nous indiquerons plus loin le moment opportun et les circonstances favorables à la réussite de l'opération au chapitre *Indications*.

Nous avons dit que pour certains autres retrécissements du rectum en dehors du carcinome, l'opération de l'anus artificiel pouvait être également d'une grande utilité. En effet, que ferait-on pour ces syphilomes inaccessibles à toutes les investigations et arrivés à ce point que les malades qui en sont atteints ne peuvent plus aller à la garderobe ni à l'aide de purgatifs, ni par le sondage et chez qui la dilatation, déjà pratiquée, n'a fait que ramener le mal au plus tôt, sans compter les dangers mortels auxquels elle les expose.

N'est-il point rationnel, dans ces cas, d'ouvrir une autre voie pour l'écoulement des matières fécales qui ne font encore qu'irriter et rétrécir cette portion, déjà très-étroite du rectum.

Nous croyons aussi que dans les rétrécissements inflammatoires rebelles à toute dilatation et menaçant la vie du malade, il ne serait pas non plus mal à propos d'en venir à cette opération. Nous savons que pour ces rétrécissements et de préférence encore pour les syphilomes peu étendus et situés à peu de hauteur dans le rectum, on a beaucoup préconisé la rectotomie linéaire, procédé perfectionné de M. le professeur Verneuil, qui a déjà réussi dans certains cas, mais qui n'est pas toujours applicable, car souvent, après la section d'un premier rétrécissement, on s'aperçoit de la présence d'un dernier rétrécissement plus élevé que le premier dont on ne soupçonnait pas même l'existence ; l'opération est alors devenue tout-à-fait inutile.

Nous souhaiterions que pour la troisième catégorie de faits dont nous avons parlé (rétrécissements inflammatoires), c'est-à-dire pour tout ce qui a trait à ces ulcérations chroniques consécutives, à des diarrhées rebelles, ou à la dysentérie, l'opération de l'anus artificiel fût pratiqué sans aucune crainte. Pour s'y résoudre, il faudrait une grande force de caractère, car nous savons qu'une telle opération n'est pratiquée que lorsque les faits commandent et que la nécessité oblige, c'est-à-dire lorsqu'on s'y croit autorisé par la rétention des matières fécales escortée de tout le cortège de symptômes qui l'accompagnent. Et cependant l'anus artificiel ne serait-il pas dans ces cas nombreux d'ulcérations chroniques d'un caractère douteux épuisant le malade jusqu'à la cachexie, ou de tumeur non encore dégénérée, le moyen le plus efficace de guérir la maladie, en préservant la surface malade du contact irritant des matières fécales, des congestions locales que leur accumulation ainsi que les efforts de la défécation même amènent dans la partie affectée ? Ne comprend-on pas en effet combien la persistance des fonctions normales du rectum déjà malade et une fois ulcéré ajoute aux incommodités dues à son altération ? C'est d'ailleurs, comme nous le noterons plus loin (indications), une condition *sine quâ non*, que le malade soit au moins capable de supporter l'opération que l'on doit entreprendre sur lui ; c'est une des grandes chances de succès pour l'opérateur. Enfin nous ne saurions trop engager Messieurs les chirurgiens à ne pas craindre de pratiquer cette opération, qui a été peu employée jusqu'ici, et dont les premiers essais remontent au siècle dernier, en 1710. Nous sommes conduit insensiblement à rechercher celui qui le premier a proposé une telle opération, et à faire l'historique de cette question.

HISTORIQUE.

De date assez récente, cette opération remonte à 1710 ; du moins l'idée émise de la pratiquer vient de cette époque. Ce fut Littre qui eut l'audace de concevoir une telle idée qu'il communiqua à ses collègues, sans toutefois l'avoir jamais mise à exécution.

Voici ce que l'on trouve consigné dans les mémoires de l'Académie des sciences de 1710, tome X :

(1710. Extraits de diverses observations anatomiques des mémoires de l'Académie des sciences). A propos d'un enfant mort à 6 jours, apparemment d'imperforation de l'anus, il est rapporté : « M. Littre qui a voulu rendre son observation utile, a imaginé et proposé une observation chirurgical fort délicate pour les cas où l'on aurait reconnu une semblable conformation. Il faudrait faire une incision au ventre et recoudre ensemble les deux parties d'intestin après les avoir rouvertes ou du moins faire venir la partie supérieure de l'intestin à la place du ventre, que l'on ne refermerait jamais et qui ferait la fonction d'anus. Sur cette légère idée, d'habiles chirurgiens pourront imaginer d'eux-mêmes le détail que nous supprimons. Il suffit de savoir en gros qu'une chose serait possible, et de n'en pas désespérer à la première vue. » Comme on le voit, Littre avait complètement négligé le procédé opératoire, ou plutôt il l'avait décrit d'une façon fort légère. Ainsi, l'idée de faire une boutonnière fut émise en 1710, par Littre, qui ne la mit pas à exécution, mais qui ouvrit la route, et dit : « qu'il suffisait de savoir en gros qu'une chose était possible, et de n'en pas désespérer à la première vue. Il fut l'inventeur d'une méthode qui a conservé son nom, mais que l'on a beaucoup modifiée ; en un mot, il n'a fait que tracer la route à ses successeurs.

Ce ne fut qu'en 1770, que Pillore, de Rouen, fut assez audacieux pour mettre en pratique l'idée émise par Littre, son prédécesseur. Le malade qu'il opéra était atteint d'un carcinôme de nature squirrheuse du côlon et de la partie supérieure du rectum. Ce fut au cœcum que ce chirurgien fit une incision, contrairement à la méthode de Littre, qui conseille de rechercher l'Siliaque pour opérer.

Après Pillore, Antoine Dubois, en 1783, résolut de pratiquer cette opération sur un enfant ayant la même conformation que celui dont avait parlé Littre. et pour lequel il avait conseillé ce moyen chirurgical. L'enfant mourut dix jours après.

C'était l'enfance de l'art, néanmoins on osait entreprendre une chose qui un siècle auparavant eût paru être un meurtre ; c'était donc déjà un grand progrès. Jusqu'en 1794, rien de semblable ne fut tenté ; on sommeillait. Dans le courant de cette année là, Desault fit un anus contre nature, sans suture, par le procédé de Littre. Il n'eut pas de bons résultats, car son malade en mourut. Vers cette époque, Fine, de Genève, pratiqua aussi cette opération.

Nous retrouvons en 1797, un rapport de M. Dumas, où il essaie de propager l'idée de créer un anus contre nature. Voici d'ailleurs les paroles textuelles : (Extrait d'un rapport de Dumas, lu à la société de médecine de Paris, le 22 messidor an V (1797). (Recueil périodique de la Société de médecine de Paris.) Il cite à propos d'un moyen de remédier à l'imperforation de l'anus chez les enfants, les quelques lignes suivantes écrites à l'occasion de la mort d'un enfant qu'il soignait, concurremment avec son collègue le chirurgien Estor, et que ce dernier avait refusé d'opérer :

« Les cas où un anus artificiel offrirait une ressource heureuse, sont plus communs qu'on ne pense. Une telle opération ne serait-elle pas un bienfait, dans cette maladie presque toujours incurable, qui consiste dans un rétrécissement du rectum, à quelques pouces au-dessus du sphincter de l'anus, lequel ne laisse de passage qu'aux excréments liquides ? Ruisch, Bonnet, Morgagni, en ont cité beaucoup d'exemples ; Ssherhwin en a donné une observation dans les mémoires de la Société de Londres ; Broussonnet père, professeur de l'ancienne université de Montpellier, a eu occasion de l'observer deux fois, et il est parvenu à la guérison par l'usage non interrompu de lavements et de boissons d'eau froide. Lorsque le mal a fait des progrès, l'abdomen se tuméfie, les téguments rougissent, le malade souffre de violentes douleurs dans les intestins, les excréments retenus ajoutent à l'irritation produite par l'état spasmodique du rectum, il survient des vomissements, le malade périt au milieu de la passion iliaque. Les auteurs regardent cette maladie comme incurable ; ils se bornent à proposer des moyens palliatifs. Je ne doute pas que l'établissement d'un anus artificiel ne réussît mieux à prévenir les suites fâcheuses de cette affection, et à suspendre au moins la mort du malade, devenue nécessaire sans ce secours. »

Dumas émet l'idée d'une opération qui n'est pas nouvelle, il est vrai, mais qui pourrait s'appliquer à d'autres cas pathologiques que ceux pour lesquels elle a été entreprise jusqu'ici.

Plusieurs médecins furent chargés d'examiner le rapport de Dumas, et d'en donner un compte-rendu à la Société. Voici l'analyse de ce rapport : Ils passèrent successivement en revue ceux de leurs prédécesseurs qui avaient pratiqué cette opération, tels que Desault et Duret. Desault, comme nous le savons, eut un insuccès. Quant à Duret, de Brest, il fit cette opération sur un enfant, qui survécut. Il assujettit l'intestin par deux fils cirés. L'enfant vécut avec un anus contre nature, compliqué d'un double renversement de l'intestin. Sabatier, un des médecins chargés d'examiner le rapport de Dumas, dans cette même séance de la Société de médecine, donne la préférence au procédé de Littre, sans toutefois rejeter celui de Callisen, qui mérite, dit-il, d'être mis à l'étude. A partir de ce moment, on voit de grands noms soutenir cette opération et l'indiquer même comme pouvant être d'un grand secours, et devenir plus tard, grâce au perfectionnement des différents procédés, le commencement d'une ère chirurgicale nouvelle. Plus tard, en effet, en 1814, le Dr Martland fit chez un adulte, un anus artificiel, qui réussit à merveille, car dix-huit jours après, le malade put reprendre ses occupations. M. Freer de Birmingham eut le même succès pour la même opération pratiquée sur un homme 47 ans. Pring la répéta heureusement sur une femme de 70 ans. (The London medical and physical journal, janvier 1821). Le procédé opératoire fut quelque peu modifié ; M. Pring imitant en cela M. Martland, réunit l'intestin au ventre par quatre points de suture, deux à chaque angle et deux sur les côtés ; les adhérences, conditions essentielles pour la guérison, purent s'établir plus facilement de cette façon.

Ce ne fut qu'en 1813 que fut mis en vigueur le procédé de Callisen, employé de préférence par les Anglais. On en trouve la description, qui ne lui est pas personnelle, et à laquelle il n'attache qu'une médiocre confiance. (Dans *Systema chirurgiæ hodiernæ*, t, I, Haffniæ 1813.)

Telles sont les phases de cette opération qui, aujourd'hui, repose sur des données certaines, à l'aide desquelles on a pu décrire les règles de la manœuvre opératoire.

INDICATIONS DE L'ANUS ARTIFICIEL.

Quand et à quel moment du processus pathologique faut-il y avoir recours.

Un rétrécissement du rectum se diagnostique par un ensemble de symptômes qui sont les suivants : Le malade au début de sa maladie, a souvent des alternatives de constipation et de diarrhée ressemblant à de vraies débâcles ; puis ses selles deviennent de plus en plus rares et difficiles, la forme des matières fécales devient effilée et comme rubanée. A une période plus avancée, les évacuations alvines sont complètement supendues, et ce n'est qu'en usant de tous les moyens possibles, purgatifs de toutes sortes, injections d'eau au-dessus du rétrécissement, au moyen d'une sonde, pour fluidifier les matières fécales qu'il a à la selle. Bientôt les bougies et les sondes introduites dans le rectum pour reconnaître l'existence, la hauteur, la nature même de la tumeur qui rétrécit le canal, causent des épreintes intolérables ainsi qu'un violent ténesme ; elles arrivent même à ne plus pouvoir franchir le rétrécissement, causent de vives douleurs, provoquent un écoulement de sang, en se repliant sur elles-mêmes et en pénétrant dans un tissu mou, friable et tout saignant. Il ne faut user de ces moyens d'exploration qu'avec un grand ménagement, car souvent ils sont cause de bien des accidents que l'on n'aurait pas soupçonnés, si l'on n'y avait pas été pris soi-même.

La dilatation qui se fait au-dessus du rétrécissement par la pression et l'accumulation des matières fécales devient un obstacle au rétrécissement lui-même, car la différence de calibre de ces deux parties, fait que la plus grosse écrase l'autre par son poids et aussi par sa position, et produit des phénomènes de compression qui sont quelquefois très-accentués.

Cette poche dilatée en forme d'ampoule, qui existe au-dessus du rétrécissement, se remplit à une certaine période de la maladie, de matières fécales qui remontent successivement dans le gros intestin, le remplissent et donnent des phénomènes de tympanite ; c'est alors que surviennent des hoquets, des vomissements de matières fécaloïdes. A cette période extrême, il se produit un phénomène curieux. Cette accumulation fécale et fécaloïde dans tout le tube intestinal, en contact avec des muqueuses très-étendues par les replis et circonvolutions nombreuses qu'elles forment, distille pour ainsi dire à travers le malade, et vient se répandre au dehors. En effet, toutes les muqueuses et celles du tube digestif plus particulièrement, sont des surfaces absorbantes. Qu'arrive-t-il donc? l'absorption se fait par cette voie, mais une absorption empoisonnée, c'est ce que l'on pourrait appeler une septicémie fécale. L'économie subit une intoxication, une infection. Le sang se charge de ces matériaux excrémentitiels qui, charriés par le liquide vivifiant, arrivent au contact de l'air, dans les voies respiratoires, s'exhalent par la bouche du malade, et répandent dans l'atmosphère une odeur tellement puante, que celui qui est le triste martyr de ce phénomène curieux s'empoisonne lui-même. C'est un cruel supplice, et peut-être le plus terrible et le plus insupportable.

D'autres symptômes accompagnent et viennent compléter le tableau navrant de cette triste affection. Ce sont : la tension du ventre, qui le rend sensible à tel point, que la main appliquée sur lui, provoque des cris, la tympanite, la dysurie ou miction extrêmement difficile et douloureuse, pesanteur au fondement, douleurs atroces dans les lombes, douleurs lancinantes dans les cuisses. Le ténesme rectal augmente, les efforts pour aller à la garde robe n'aboutissent à rien, ou s'il y a quelque chose d'expulsé, ce n'est que du sang ou une matière sanieuse, très-fétide.

Ces phénomènes s'accroissent et s'accentuent davantage par l'accumulation intermittente et la dureté des matières fécales elles-mêmes. Le ventre se tuméfie de plus en plus ; les anses intestinales se dessinent sous la peau, qui est parcourue par de petits sillons veineux, signes évidents d'une compression poussée à sa dernière limite, enfin le malade dans une anxiété horrible, meurt de la rupture de l'intestin, avec épanchement des matières fécales dans le péritoine, si l'on n'intervient pas au plus tôt par l'opération.

Est-ce une indication assez précise, que la scène que je viens de tracer ici ? Qui pourrait résister au désir de sauver un malade qui va trépasser, si vous n'agissez pas promptement. Nul assurément ne se contenterait de regarder son malade, mais le bistouri en main il s'empresserait d'opérer, avec cette conviction qu'il agit comme il faut agir et qu'il prend sous sa responsabilité le résultat de l'opération. Tout chirurgien qui reculerait, en pareil cas, devant une opération, pourrait être taxé de pusillanimité.

Ici, il faut agir nécessairement, on y a la main forcée, mais il est d'autres conditions dans lesquelles on peut opérer et qui sont bien préférables à celles dont j'ai parlé plus haut. Quand on a bien établi son diagnostic, en s'entourant de toutes les précautions possibles, après s'être bien assuré de toute la valeur des moyens chirurgicaux, en dehors de l'anus artificiel, pour le cas qui nous occupe, quand on voit un malade s'affaiblir, s'en aller parce qu'il ne mange plus, la rétention des matières produisant des troubles très-prononcés du côté des fonctions digestives, quand enfin le malade vous supplie de ne pas le laisser mourir de faim et d'abréger le plus tôt possible cette position pénible, je crois encore qu'il ne faut point tergiverser, bien qu'on n'y ait plus la main forcée comme dans le cas précédent, car le malade peut encore aller à la garde-robe avec des purgatifs répétés, mais la débâcle qui s'ensuit l'abat, et le met dans un tel état de prostration que je crois même, que l'opération ne le ferait pas beaucoup plus souffrir. C'est dans de telles conditions qu'a été opéré le prêtre (Vrevin) dont je parle dans l'observation que j'ai prise chez M. le professeur Richet. L'autre malade, au contraire, le nommé Obecq, garcon d'hôtel, a été opéré à la dernière extrémité; il est malgré tout dans un très bon état de santé. Notre avis du reste n'est que de peu de valeur malgré les faits positifs et plus que concluants qui plaident en faveur de notre indication dans les cas de tumeurs rectales. Ecoutons plutôt ce que disait Amussat, en présence de ses collègues, à propos de la mort si rapide du célèbre Talma et tirons en cette conséquence, qu'il faut se faire un cas de conscience d'opérer quand la nécessité le commande, et qu'il est préférable de ne pas attendre si longtemps, comme dans le cas de Obecq, garçon d'hôtel, mais qu'il faut savoir choisir le moment favorable, en un mot l'opportunité de l'opération, comme dans le cas du prêtre Vrevin ; opérer en temps opportun, c'est déjà avoir réussi à moitié.

Voici les propres paroles du chirurgien Amussat (*Gazette médicale de Paris*, 1839, t. VII). Quelques reflexions pratiques sur les obstructions du rectum faisant suite à la relation de la maladie de Broussais par Amussat :

« La mort de Talma a été précédée d'une courte agonie; Broussais n'en a pas eu. Talma n'était pas épuisé, il est mort d'un étranglement violent. Broussais, au contraire, est mort par suite d'une obstruction incomplète qui avait épuisé ses forces. L'établissement d'un anus artificiel était indiqué chez les deux malades. Sur Talma il y avait toutes les chances d'avenir. Sur Broussais il y en avait beaucoup moins; mais enfin c'eût été peut-être un moyen de prolonger la vie. »

A propos de cette indication de l'anus artificiel dans les cas de tumeurs du rectum, qui paraît n'être point l'avis de tous les chirurgiens, citons les paroles de M. Richet à propos d'une fistule stercorale, et voyons le rapprochement qu'il en fit : « Avons-nous affaire à un anus contre nature? Le mot me paraît impropre. C'est plutôt une fistule stercorale, qu'un anus artificiel. La nature a tenté un effort pour remédier au rétrécissement du canal intestinal ; mais elle l'a fait incomplètement. Il y a un mois environ, pour un cancer annulaire de l'intestin, déterminant l'arrêt complet des matières fécales, j'ai établi un anus artificiel, en ouvrant largement l'intestin et fixant la muqueuse aux parois intestinales. J'ai donc imité le procédé que la nature a mis en œuvre pour remédier au rétrécissement du canal intestinal ; sans que j'en tire vanité, je l'ai mieux fait mieux qu'elle. Notre jeune malade de la salle Saint-Charles a été soulagée, tandis que cette fistule stercorale n'a pas suffi pour empêcher ce malade de mourir. »

En vérité, comme M. Richet nous le dit, je ne vois point pourquoi l'on n'imiterait pas la nature ; c'est elle qui nous commande et nous dit d'agir comme elle. La meilleure chirurgie est celle qui se conforme aux procédes qu'elle indique.

J'ai dit plus haut que l'intestin situé au-dessus du rétrécissement formait une dilatation en forme d'ampoule. Il peut arriver ce que je vais rapporter (mais cette terminaison est tellement rare qn'on ne peut pas y compter et que cette particularité ne peut être citée dans la science qu'à titre de fait exceptionnel). Ce fait est celui de Talma. La disposition particulière de la maladie qui l'emporta fut, comme son talent, c'est-à-dire sans exemple, aussi bien dans les annales du théâtre que dans celles de la médecine. Il faillit se guérir, mais la nature, qui avait commencé heureusement son travail, n'eut pas le temps de l'achever, la mort n'eut point d'égards pour un si grand génie et fut implacable devant cette nature d'élite.

La particularité du rétrécissement de Talma réside dans le travail ultérieur qui s'était produit. En effet, comme je l'ai dit plus haut, la partie renflée de l'intestin située au dessus du point rétréci, se distend, se remplit de matières fécales qui compriment de plus en plus la portion de l'intestin située au-dessous et deviennent un obstacle de plus en plus sérieux et invincible à l'écoulement des matières ? Qu'était-il donc arrivé dans le cas particulier de Talma ? Cette compression des matières avait fait éclater l'intestin, et il s'était produit comme une fusée formant un trajet à travers les tissus du petit bassin ; c'était un diverticulum heureux, qui, s'il eût pu être ouvert du bas comme il l'était du haut, aurait donné issue à l'écoulement des matières et aurait guéri celui qui en était porteur. Il suffisait d'un heureux coup de trocart dans le rectum tombant vis-à-vis de ce trop plein, pour faire cesser l'obstacle qui était la cause de la rétention des matières fécales. Mais qui eût pu se douter, soupçonner même une pareille disposition? Nul assurément. La nature a des bizarreries qui déjouent tous les procédés de l'art et la science la plus profonde.

Je disais précédemment qu'il pouvait y avoir grand inconvénient à attendre trop longtemps pour opérer, et que les résultats obtenus quand on sait agir à temps, c'est-à-dire quand on a su choisir l'opportunité du moment, sont meilleurs que ceux qui sont faits à la dernière extrémité et seulement quand on y a la main forcée. De plus, je crois encore qu'il est nécessaire de ne pas perdre son temps, pour la raison, que voici : En effet, il n'est pas démontré, et jusqu'à ce que l'on ait donné l'avis du contraire, nous nous rangeons à cet avis, qu'un rétrécissement quelconque en dehors du rétrécissement cancéreux, ne pût jamais le devenir. C'est une loi reposant sur des faits certains qui préside au développement du carcinôme. Il faut admettre pour cela un mauvais terrain, un tempérament prédisposé ; eh bien chez ces individus ainsi prédisposés on a fait la remarque que le cancer survient là ou il y a une irritation permanente et prolongée. C'est au cardia ou à la région pylorique, que se développent de préférence les cancers de l'estomac. Il serait curieux de rechercher si la pression continuelle des matières fécales, jointe à la disposition angulaire de cette région, au niveau de la jonction de l'S iliaque, du côlon et du rectum, ne contribuerait pas au développement de cette affection organique. C'est une question à résoudre, et ce sont des recherches à faire sur ce sujet bien intéressant.

PROCÉDÉS OPÉRATOIRES

De tous les procédés opératoires qui ont été décrits, et dont le nombre est fort nombreux, car chacun, voulant apporter un petit bagage à la science, modifiait un détail de l'opération et devenait le maître, le chef d'un nouveau procédé opératoire, deux seulement sont en vigueur : ce sont les procédés de Nélaton et d'Amussat. Nous décrirons le procédé fort ingénieux et tout nouveau de M. le professeur Richet, avec les modifications nouvelles qu'il a apportées dans l'opération dite de l'anus artificiel.

Tous ces procédés dont je parle se rattachent à deux grandes méthodes : la méthode de Littre et la méthode de Callisen. On voit réapparaître ici les noms de deux grands hommes dont l'invention a si bien servi à la postérité médicale. Sans vouloir apprécier les différents procédés, nous dirons cependant que celui de M. Richet donne d'excellents résultats et qu'il est suivi moins promptement de l'occlusion de la plaie, chose la plus difficile à obtenir, car on sait que, dans ces anus artificiels, tous les efforts du chirurgien consistent à empêcher l'anus contre-nature de se refermer. On y arrive, tant bien que mal, en faisant passer, par le malade, des sondes. Nous allons décrire les différents procédés que nous avons indiqués ; le procédé d'Amussat dont nous avons donné la description plus loin, n'est pas employé en France ; les Anglais, au contraire, le préfèrent à tout autre. Nous commençons par le procédé de Nélaton.

Procédé de Nélaton.

La paroi abdominale est incisée à droite ou à gauche, sur le trajet d'une ligne parallèle au ligament de Fallope, un peu au-dessus de cette ligne et en dehors de l'artère épigastrique. Cette incision peut avoir 0m07 dans sa partie superficielle et 0m04 dans sa partie profonde; elle comprend successivement la peau, la couche celluleuse sous-cutanée, les muscles grand, petit, obliques et transverse, le fascia transversalis. Arrivé sur le péritoine, on pratique, en dédolant, une petite ouverture qui est agrandie sur la sonde cannelée. On a préalablement étanché la plaie et lié les artérioles qui donnent du sang. Les anses du bout supérieur, très-dilatées par les gaz et par les matières, seront facilement reconnues, le gros intestin offrira à considérer ses bandes longitudinales. L'intestin se présente d'ailleurs de lui-même dans la plaie, à travers laquelle il tend à faire hernie.

« Le temps le plus délicat de l'opération est celui de l'incision de l'intestin ; on y procède de la manière suivante :

L'anse intestinale se présentant d'elle-même à la plaie, on n'a pas à chercher à la faire sortir au dehors, ni à l'inciser tout d'abord comme dans le procédé ordinaire. On devra commencer par la fixer à la plaie abdominale par deux points de suture établis aux deux extrémités de l'incision. L'intestin, ainsi assujetti, est alors perforé au milieu et à distance égale des deux angles de la plaie, par une aiguille courbe, munie de son fil, lequel traverse ainsi la paroi antérieure de l'intestin de dehors en dedans, puis de dedans en dehors revient perforer une des lèvres de la plaie abdominale pour sortir à quelques millimètres dans l'épaisseur de cette lèvre ; on forme ainsi un point de suture, qui comprend, dans son anse, une partie du calibre de l'intestin et le rebord profond de la plaie abdominale. Avec une autre aiguille, on en fait autant sur la lèvre opposée, mais en faisant passer cette dernière aiguille par le même point que la première a traversé, pour perforer l'intestin de dehors en dedans; on fait un nombre suffisant de points de suture, à droite et à gauche, à la distance d'un demi-centimètre environ, et l'on incise l'intestin entre les deux rangs de points de suture dans l'étendue de deux contimètres au plus. »

Tel est le procédé de Nélaton ; nous allons décrire immédiatement le procédé de Callisen, revu par Amussat, afin de pouvoir établir un parallèle entre ces deux procédés.

Méthode de Callisen.

« L'incision du cæcum et du côlon descendant qui a été proposée dans cet état de choses (imperforation du rectum chez les enfants), au moyen d'un section pratiquée dans la région lombaire gauche, sur le bord du muscle carré des lombes, pour établir un anus artificiel, présente une chance tout à fait incertaine, et la vie du petit malade pourra à peine être sauvée; toutefois l'intestin peut être atteint plus facilement dans ce lieu qu'au-dessus de la région iliaque. »

Telle est la manière dont s'exprime Callisen dans son ouvrage (*Systema chirurgiæ hodierniæ*, t. I, Hoffniæ, 1873) sur l'opération qui porte son nom. Comme on le voit, non-seulement il ne l'a pas imaginée, mais il n'y a qu'une foi médiocre ; il croit seulement que l'intestin sera plus facilement atteint, ce qui est loin d'être exact.

Par ses nombreux travaux, Amussat a contribué à faire revivre une méthode qui était complètement tombée en désuétude, et qui, aujourd'hui, est employée de préférence, par les Anglais, au procédé de Littre.

Procédé d'Amussat.

Le malade doit être couché sur le ventre, un peu incliné du côté droit, l'abdomen soulevé par un ou deux coussins. On pratique une incision transversale, à deux travers de doigt, au-dessus de l'os des îles, ou mieux au milieu de l'espace compris entre la dernière fausse côte et la crête de l'os des îles; cette incision commence au bord externe ou postérieur de la masse musculaire commune et s'étend jusqu'au milieu du bord supérieur de l'os des îles ou jusqu'à la ligne latérale du corps; on lui donne cinq à six centimètres d'étendue.

Les apophyses épineuses lombaires, la dernière fausse côte et la crête de l'os des îles, sont les points osseux qu'on peut prendre pour se diriger. Cependant la crête de l'os des îles est le guide le plus sûr, et l'on peut dire que l'incision transverse doit correspondre au tiers moyen du bord supérieur de cet os.

Après avoir divisé transversalement la peau, le tissu cellulaire, l'aponévrose, on coupe crucialement le grand oblique, le petit oblique, le transverse, puis l'aponévrose profonde; il peut être nécessaire d'inciser le bord externe du carré des lombes. Si l'on était gêné, on pourrait inciser perpendiculairement le bord inférieur, l'incision cutanée. On arrive enfin sur le tissu graisseux qui enveloppe le rein; il faut l'inciser avec beaucoup de précautions, s'aider de la sonde cannelée, chercher à bien connaître le rein et l'intestin.

Sur le cadavre, celui-ci se reconnaît à sa couleur verdâtre; il en est quelquefois de même sur le vivant; la pression avec le doigt, la percussion, peuvent aider à le reconnaître, mais on ne doit jamais l'inciser avant de l'avoir bien mis à découvert. S'il est contracté, il faut le chercher plus en dedans, il peut être complètement caché sous le carré lombaire.

La position seule peut d'ailleurs indiquer si l'on a affaire au côlon ou à l'intestin grêle; aucun signe, à cette profondeur, ne permet de faire cette distinction, et les bandes musculaires du gros intestin sont, on le sait, antérieures et latérales. Il est donc très-essentiel de ne pas perdre de vue un seul instant les rapports de la région.

Avant de diviser l'intestin, on le saisit avec des pinces, ou bien on le traverse avec une ou deux anses de fil qui servent à l'attirer à l'extérieur ; on ponctionne alors avec un trocart : l'issue des gaz ou des matières délayées avertit que l'on est bien dans l'intestin, et, avec un bistouri herniaire, on y fait une incision cruciale. On vide l'intestin à l'aide d'injections, et l'on suture la muqueuse avec la peau. »

L'incision transversale des téguments, préconisée par Amussat, est de tout point préférable à l'incision longitudinale de Callisen.

Un parallèle a souvent été établi entre ces deux méthodes. Vidal (de Cassis), qui a écrit un travail intéressant sur l'anus artificiel, trouve autant de succès pour l'une que pour l'autre, cependant il conclut en faveur de la méthode de Littre. Robert dans un mémoire à l'académie de médecine (Bulletins, t. XXI, p. 931), propose d'ouvrir l'intestin très-près des fausses côtes ; d'après ses expériences, ce serait le point où l'on pourrait le plus sûrement éviter le pétoine. En procédant avec beaucoup de précautions, dit-il, dans le cas où l'interstice péritonéal serait étroit, on est à peu près sûr de pénétrer dans le côlon sans léser la membrane séreuse. Ce chirurgien célèbre préconisait la méthode de Callisen, si son procédé devait donner vis-à-vis du péritoine une sécurité absolue. Mais il n'en est pas ainsi, de son propre aveu, et c'est cette incertitude qui a été l'un des motifs qui font généralement abandonner le procédé de Callisen.

M. Giraldès, dans son récent article, a définitivement conclu en faveur de la méthode de Littre et son jugement n'est point confirmé par les résultats statistiques qui ne sont pas assez nombreux, mais sur l'appréciation des difficultés et des accidents que peuvent entraîner l'une ou l'autre de ces opérations. Les opinions les plus récentes n'ont fait que confirmer celles de Sabatier, Dupuytren, Velpeau, Goyrand, etc., tous partisans de la méthode deLittre.

Il ne nous reste plus qu'à décrire le procédé de M. Richet, qui nous paraît être le plus facile dans ses détails opératoires, et qui donne les meilleurs résultats.

Voici ce procédé :

Après avoir anesthésié le malade, à l'aide du chloroforme, agent qui peut être fort nuisible dans le genre d'opérations dont je parle, observation préalable, on doit ne pas tirer la peau du côté opposé à celui où se trouve l'opérateur; car il arrive que la plaie profonde ne se trouve pas en face de la plaie cutanée.

L'opérateur se place à gauche, armé d'un bistouri. Les points de repère pour faire l'incision sont les suivants : le milieu de l'arcade crurale et l'épine iliaque antérieure et supérieure. Donc on pratique, à 3 centimètres au-dessus de l'arcade crurale une incision oblique de bas en haut et de dedans et en dehors, en s'arrêtant à 3 centimètres au-dessous de l'épine iliaque. Cette incision peut avoir environ 7 à 8 centimètres ; on incise successivement et avec précaution, la peau, le tissu cellulaire sous-cutané, les muscles grand et petit obliques et transverse, le fascia transversalis. Chemin faisant on étanche le sang avec des éponges et l'on fait la ligature de toutes les artères qui donnent du sang ; car c'est un grand point de ne pas avoir, autant que possible, de sang, quand on est arrivé sur le péritoine. Cela fait, avec des ciseaux ou un bistouri, on pratique une boutonnière au péritoine pariétal, et à l'aide de la sonde cannelée, on agrandit cette ouverture toujours dans le même sens que l'incision cutanée. La fenêtre pratiquée au péritoine et située, par conséquent, au fond de la plaie, peut avoir 3 à 4 centimètres. C'est ici le moment le plus délicat de l'opération ; l'intestin, que l'on reconnaît aux bandes longitudinales qui le sillonnent, est animé de mouvements péristaltiques et vient faire hernie à travers la plaie, et nous ne doutons pas qu'un chirurgien peu expérimenté en présence d'un pareil phénomène perde la tête, il faut appuyer fortement avec les doigts sur l'intestin qui a tendance à faire saillie, faire rentrer ce qui a pu sortir et se hâter de finir, car en perdant du temps, le sang pourrait entrer par l'orifice péritonéal et être la cause d'une péritonite ultérieure. L'index et le médius gauche comprimant l'intestin, l'opérateur armé à sa main droite d'une pince à ligature chargée d'une aiguille courbe avec fil d'argent, laisse sortir un peu l'intestin, le transperce de part en part ainsi que les bords de l'orifice du péritoine pariétal, et de la sorte l'intestin est fixé au pourtour de l'orifice péritonéal, sans plus pouvoir s'échapper. Le nombre des points de suture varie entre 10 et 14. Il est un détail qu'il ne faut point oublier, ce sont les nombres de tours que l'on fait faire au fil pour fixer la ligature ; on doit en faire toujours 10, afin que le moment étant venu de les retirer, on soit sûr en les détournant 10 fois de les enlever.

On panse la plaie, sur laquelle on applique une petite vessie remplie de glace, et l'on attend cinq à six heures, s'il n'y a point d'indications trop pressantes pour ouvrir l'intestin. Ce temps est destiné à laisser la lymphe se déposer et permettre les adhérences entre le péritoine pariétal et le péritoine viscéral qui recouvre l'intestin que l'on a fixé. On incise alors l'intestin dans une étendue de 2 à 3 centimètres, et toujours dans le même sens que la première incision, puis on laisse les matières s'écouler.

PRONOSTIC.

Résultats opératoires s'appuyant sur les observations que nous fournissons dans ce travail. — Le pronostic de cette affection, ainsi que je l'ai dit dans le courant de toute la thèse, est de la plus grande gravité. Tout malade atteint d'un rétrécissement quelconque du rectum est frappé pour ainsi dire à mort. Je ne veux pas dire que la mort sera prochaine et imminente, mais l'échéance variera selon les différentes formes et selon la nature des diverses affections qui nous occupent.

Cette proposition énoncée, peut-on remédier à ce mal, reculer le terme de la vie? Je répondrai par l'affirmative, et je me suis efforcé de le démontrer jusqu'ici.

J'apporte quelques documents qui sont en faveur de l'opinion que j'émets, et plusieurs observations, dont les résultats frapperont ceux qui voudront les lire.

Nous trouvons dans un rapport de la Société clinique de Londres, les paroles suivantes prononcées par M. Hulke : « La colotomie ne doit pas être bornée aux fistules vésicorectacles; dans bien des cas de cancer du rectum, elle a réussi (17 octobre 1872).

Autre fait. *Gazette médicale*, 4 octobre 1873 (Revue des journaux de médecine anglais (*British medical journal*), par Nepveu).

Neuf cas de colotomie :

Heath rapporte au congrès de British Association neuf cas de colotomies, tous sur des femmes. Deux de ces opérations furent faites pour des cancers du rectum qui avaient amené une obstruction intestinale; les deux malades moururent. Trois autres furent faites pour des squirrhes à marche rapide avant l'obstruction; une d'elles mourut, les deux autres guérirent de l'opération; de celles-ci, l'une d'elles était bien portante sept mois après, l'autre mourut à la même époque. Deux autres colotomies furent faites avec succès pour des rétrécissements syphilitiques. Une autre opération fut faite comme dernière ressource sur une femme qui avait une fistule et une ulcération de nature indéterminée ; elle en mourut. Une dernière, enfin, fut entreprise avec succès pour permettre à une fistule vésicale de guérir.

Ainsi donc 4 morts et 5 guérisons. Dans la discussion qui suit, Parsons rapporte un cas heureux de colotomie infantile, le sujet qui en a été l'objet, âgé maintenant de 20 ans, travaille aux champs. En résumé, d'après l'auteur anglais, il faut, dans les cancers du rectum menacé d'obstruction intestinale, pratiquer la colotomie de bonne heure. »

Tel est également l'avis de M. Richet. Nous trouvons plus loin une traduction par M. le Dr Coyne.

Gazette médicale du 11 avril 1874. — Revue des journaux anglais. — Sur l'opération de la colotomie par Christopher Heath, professeur de médecine opératoire à l'University College.

« L'opération de la colotomie, connue sous le nom d'opération d'Amussat, a été longtemps regardée par beaucoup de chirurgiens uniquement comme une ressource ultime dans un grand nombre de cas d'obstructions intestinales dues à une lésion du rectum. Aussi, à cause de l'époque tardive à laquelle on se décidait à la pratiquer, les résultats statistiques retirés d'une opération faite dans de telles conditions étaient peu satisfaisants. Un grand nombre de malades mouraient d'épuisement peu d'heures après l'opération. A l'époque actuelle, depuis quelques années surtout, on est porté à s'adresser à la colotomie un peu plus tôt que dans le temps passé et à ne pas attendre jusqu'à la dernière limite des forces du malade.

On peut émettre l'opinion que, dans les faits de cancer du rectum, cette opération, faite assez tôt, peut prolonger assez longtemps l'existence du malade en la rendant supportable. Le patient, en effet, est délivré des douleurs de l'obstruction ; de plus, le passage des matières ne vient pas à chaque instant irriter les parties malades de l'intestin. Enfin, dans les cas de lésions incurables et persistantes du rectum, telles que celles qui sont produites par un rétrécissement syphilitique, on a fait disparaître les conséquences fatales de cet état anatomique en infligeant au malade des inconvénients réels, mais supportables.

A l'appui de ses opinions, M. Heath cite un certain nombre de faits dans lesquels il avait été appelé à pratiquer la colotomie. Il a fait cette opération 12 fois et sur ce nombre déjà respectable de cas, il a obtenu 7 succès complets et définitifs ; il est à remarquer que, dans les faits où s'est présentée une terminaison fatale, l'obstruction était déjà ancienne. »

Ainsi, voici qui est concluant et prouve bien que l'opération que nous préconisons est bonne à tous les points seulement, il faut être assez audacieux, pour l'entreprendre à temps, et ne point douter du succès ; c'est ce que font les chirurgiens anglais.

Nous citerons encore un passage de la thèse de M. Pinguet :

Pinguet (Thèse pour le doctorat en médecine, soutenue le 15 janvier 1873). Du traitement des rétrécissements du rectum. — Appréciation des diverses méthodes thérapeutiques.

« La colotomie inguinale ou lombaire vient naturellement dans l'ordre des dernières ressources qui restent au praticien en présence d'un rétrécissement voisin de l'obstruction intestinale. Si le rétrécissement obturateur est très étroit et réfractaire à la dilatation ; si, en même temps, il n'est pas très-étendu ni hors de la portée du doigt, c'est à l'incision par l'écraseur à ciel ouvert, comme l'a conseillé M. Panas, ou, enfin, à l'extirpation qu'on aura recours ; car l'opération de Lisfranc est encore préférable à la colotomie ; elle est moins dangereuse et peut amener la guérison du rétrécissement sans inconvénient ultérieur. Mais si le mal est très-étendu, s'il est situé ou remonté trop haut dans le rectum, si, enfin, il est incoercible et que le malade présente les symptômes de l'obstruction intestinale, il ne restera plus au chirurgien qu'une seule ressource, celle de l'opération de l'anus artificiel. Telle est la seule indication de cette méthode thérapeutique. »

La méthode de Lisfranc que M. Pinguet préconise, de son aveu même, n'est pas toujours accompagnée de bons résultats, puisqu'il est dit dans cette même thèse : « Qu'il est commun la voir suivie de l'incontinence des matières fécales, c'est-à-dire de la plus terrible infirmité. » En outre, la rétraction du tissu inodulaire peut amener plus tard une coarctation cicatricielle la plus grave de toutes. Ainsi, cette méthode offre plus d'inconvénients que d'avantages ; au lieu d'améliorer la situation du malade, la rend plus pénible, si elle ne l'enlève pas pendant l'opération. Je ne veux point cependant être trop exclusif et dire qu'elle n'ait jamais réussi ; mais les succès obtenus par ce genre d'opération se comptent dans la science. De plus, ce genre d'opération n'est praticable que pour les tumeurs siégeant au pourtour de l'anus ou ne remontant qu'à une très-faible hauteur dans le rectum.

A la suite de ces quelques recherches bibliographiques que nous avons faites relativement à notre sujet, nous apportons à l'appui de notre opinion un petit bagage d'observations.

Deux nous sont fournies par M. le professeur Richet, la première et la seconde; la quatrième par M. le professeur

Verneuil ; la troisième nous a été communiquée par notre bon ami, M. Garnier, interne de M. Richet, et enfin la dernière nous est personnelle.

Obs. I. — Recueillie à la clinique de M. le professeur Richet du 16 décembre 1873.

Victoire Colinet, âgée de 27 ans, est accouchée pour la deuxième fois au mois de mars 1873 ; elle dit s'être toujours très-bien portée et nie tout accident syphilitique. A la suite de son dernier accouchement, elle eut plusieurs abcès au sein droit dont elle porte encore les traces, et un engorgement au sein du côté gauche. A peine était-elle guérie de ses accidents, lorsqu'en juin elle s'aperçut pour la première fois qu'elle avait une certaine difficulté pour aller à la selle. En peu de temps, cette difficulté augmenta, de telle façon que bientôt elle ne put rendre que des matières liquides et encore avec beaucoup d'efforts. A plusieurs reprises, elle vit son ventre se ballonner; elle eut même du hoquet et du vomissement, ce qui la détermina à appeler un médecin, M. de Beauvais, ancien chef de clinique de la Faculté, qui nous l'adressa à l'Hôtel-Dieu.

Le 18 novembre, je l'examine pour la première fois et je trouve le visage frais, rose et sans altération aucune; elle déclare cependant avoir notablement maigri. La température du matin et du soir est de 39°, le pouls accéléré marque 112 ; le ventre ballonné avec coliques incessantes ; les anses intestinales se dessinent à travers les parois abdominales. La malade se consume en efforts impuissants pour rendre quelques débris de matières ; elle a perdu l'appétit, et ses souffrances incessantes l'empêchent de dormir. Par le toucher vaginal, on constate un utérus sain, mobile; mais ce qui attire particulièrement l'attention c'est que la paroi vaginale postérieure est soulevée par un cylindre dur, arrondi, situé sur la ligne médiane, commençant à l'orifice anal et s'étendant aussi haut que le doigt peut atteindre du côté du bassin. Ce cylindre est régulier, arrondi, sans bosselure, et comme œdémateux, nullement douloureux toutefois. En un mot, on a la sensation, non d'un rectum rempli de matières fécales, car il serait bosselé, pâteux et moins dur, mais d'un rectum qui serait injecté avec une matière solidifiante. La chaleur intra-vaginale est modérée ; les culs-de-sac libres ; on ne trouve rien ni du côté de la vessie ni du petit bassin. L'anus extérieurement n'offre rien d'anormal. L'introduction du doigt dans le rectum fait découvrir tout d'abord une tumeur de la grosseur d'une amande, très-dure, située sur la partie antérieure de l'intestin et isolée. A 2 centim. au-dessous on entre dans un rétrécissement rectal tel que le doigt ne peut plus avancer. Alors une douleur extrême se manifeste, et si on insiste pour surmonter l'obstacle, on éprouve la sensation d'un rétrécissement très-serré, remontant au delà des limites que peut atteindre le doigt, rétrécissement uniforme, à parois lisses, régulières, sans ulcérations de la muqueuse, et qui paraît dû à une sorte d'infiltration des tuniques du rectum. Quand le doigt sort, il est blanc et engourdi, tellement il a été comprimé; il ramène un peu de sang et de matières.

Diagnostic. — Ainsi, dit le professeur, voici une femme jeune, âgée de 27 ans, qui à la suite d'une couche suivie d'abcès du sein, est brusquement prise de phénomènes de rétention de matières fécales, et l'on trouve un rectum dont les tuniques sont uniformément épaissies et resserrées concentriquement, au point d'empêcher le passage du doigt, des lavements, et par conséquent des matières fécales. Cette obstruction du rectum de quelle nature est-elle? S'agit-il d'un rétrécissement inflammatoire, syphilitique ou cancéreux? Relativement au rétrécissement inflammatoire, il y a à dire en sa faveur qu'il est récent, qu'il est survenu brusquement à la suite d'une couche laborieuse et malheureuse, et que la lésion porte sur toute l'étendue du rectum, qu'elle comprend toutes les tuniques et dans toute leur circonférence. Mais d'autre part, on sait que c'est à la suite de dysentérie, d'inflammation du rectum, d'ulcérations que s'observent les rétrécissements dits inflammatoires. Ici, pas d'inflammation, pas d'ulcération ; il faudrait admettre une infiltration de toutes les tuniques, ce qui est peu probable. Puis il y a à peine de douleur à la pression et enfin il devrait y avoir de la suppuration, de petits points ramollis, puisque cela dure depuis près de cinq mois.

Quant au rétrécissement syphilitique il y a absence de tout antécédent avoué ou patent ; toutefois cette raison n'est point suffisante, et si je rejette cette éventualité, c'est que les affections syphilitiques du rectum, et j'en ai vu bon nombre dans mon passage à l'hôpital de Lourcine, ne revêtent point cette forme. Ce sont des ulcérations de la muqueuse d'abord, se propageant aux tuniques sous-jacentes par plaques ou par végétations. Tel est le type de ce qu'on a appelé le syphilôme rectal. Par exclusion, nous arrivons à admettre l'infiltration cancéreuse ou épithéliale des parois rectales, dans une étendue considérable, et dont les limites supérieures ne sont pas nettement définies. En effet, si l'on introduit une canule exploratrice en gomme, elle ne devient libre qu'à une profondeur de 10 centim., et il semble que plus haut encore elle rencontre un dernier obstacle. Vous concevez, messieurs, qu'avec ce diagnostic, le pronostic soit des plus graves. Mais la gravité s'accroît encore par l'impossibilité où se trouve la malade de rendre ces matières. En effet, la gravité de l'affection rectale, laquelle est inopérable, est à long terme, mais celle qui résulte de l'obstruction est à bref délai; c'est à elle qui faut d'abord remédier; aussi ai-je essayé de rétablir et de régulariser les selles; elle a pris des purgatifs réitérés quotidiennement; je lui ai fait mettre une canule rectale en caoutchouc vulcanisé, qui pénétra difficilement, et nous obtenons une amélioration notable, mais bientôt, hélas ! la présence de la canule provoqua de telles douleurs et de telles coliques que la malade préféra s'en passer, et pour ne plus aller à la selle, elle se mit résolument à une diète rigoureuse. Eh bien, malgré tout, l'intestin va s'emplissant de jour en jour, le ventre se ballonne, le hoquet survient, et avant peu on aura les signes de la rétention des matières fécales, comme dans les étranglements interne ou externe. C'est alors que j'ai dû me poser la question de la gastrocolotomie et de l'anus artificiel, comme dans les étranglements proprement dits, et voici en très-peu de mots les raisons qui m'ont conduit à proposer cette opération à la malade : 1° le rétrécissement rectal est devenu infranchissable, et vu sa nature présumée et son étendue il est sûr qu'il ne cédera pas, et la malade succombera bientôt aux accidents de la rétention des matières; 2° si, au contraire, on parvient à faire une ouverture permanente à l'intestin, au-dessus de l'obstacle, les matières fécales s'écouleront librement, et la malade pourra manger et reconquérir un certain degré de santé et d'embonpoint. Il est tout au moins certain qu'on fera aussi cesser ces atroces douleurs de la rétention des matières et celles qui résultent de l'introduction de la sonde dans le rectum; 3° d'ailleurs, qui sait si, par suite de la disparition de cet élément d'irritation sur le rectum aussi resserré; qui sait si par suite de la cessation des efforts que font sur lui d'une manière incessante les matières fécales, on n'arrivera pas à améliorer l'état local jusqu'à permettre le rétablissement normal des selles ; 4° enfin l'opération de la gastrocolotomie, sans être légère n'est pas absolument grave, avec les perfectionnements modernes, et ainsi, au prix d'une opération peu douloureuse et qui ne compromet pas l'existence dans une proportion trop considérable, on aura beaucoup soulagé cette malade, et lui aura-t-on procuré une existence tolérable pendant un certain temps. Bien pénétré de ces points importants que j'exposai à la malade, elle me déclara qu'elle acceptait l'opération avec reconnaissance.

Relativement à l'opération, le professeur entre dans des détails que j'ai exposés d'après lui, lors de la description du procédé opératoire et auquel je renvoie. Seulement, nous dirons que l'opération n'a présenté aucune difficulté, que l'S iliaque fut prise et fixée entre les lèvres de la plaie par dix points de suture, et qu'on eut bien soin de tourner dix fois les fils de façon qu'on pût les retirer facilement en les détournant en sens inverse dix fois sur eux-mêmes.

L'intestin ne fut ouvert que le lendemain; le jour même de l'opération M. Richet se borna à faire une ponction pour laisser échapper les gaz.

Les matières s'écoulèrent abondamment, et la malade en fut très-soulagée ; il n'y eut pas le moindre accident, et quarante-huit heures après le ventre était affaissé, la fièvre était tombée, et la malade réclamait de la nourriture. Huit jours après, on commençait déjà à la voir renaître à la vie, et les fils ne furent retirés que le vingtième jour, et l'on fit faire à la malade un appareil en caoutchouc pour recevoir les matières ; elle ne tarda pas à parler de quitter l'hôpital. C'est ce qu'elle fit, mais deux mois seulement après son opération. Depuis, M. Richet n'a plus revu cette malade, mais il a appris par la sœur de la salle qu'elle était morte au mois de novembre 1874, près d'un an après son opération par les progrès de son affection cancéreuse du rectum, et c'est de la famille de la jeune malade reconnaissante qui était venue rapporter l'appareil à l'Hôtel-Dieu que la sœur tenait ces renseignements. Jusqu'au dernier jour, elle se servit de cet appareil ; les matières s'écoulèrent toujours par son anus artificiel non oblitéré.

Obs. II. — (Fournie par M. Richet.)

M. N..., natif de Barcelone, âgé de 65 ans, vint à Paris pour consulter au sujet de difficultés très-grandes qu'il avait pour aller à la garde-robe. Il s'adressa au Dr Acostat, qui, après un examen attentif, déclara qu'il supposait, sans pouvoir le démontrer, qu'il existait un obstacle dans le petit bassin situé sur le rectum même. Appelé avec MM. les Drs Ruze de Cuba, Acostat et le professeur Tardieu à voir ce malade, M. le professeur Richet ayant pratiqué le toucher rectal s'assura qu'effectivement à 8 cent. au-dessus de l'orifice anal, on pouvait reconnaître, quand le malade poussait comme pour aller à la garde-robe, une tumeur, annulaire, dure, résistante, occupant toute la circonférence du rectum. Alors il fut décidé qu'on aurait recours à la dilatation à l'aide de bougies de volume progressivement croissant. On parvint non sans difficulté à passer les premières, mais bientôt en raison des douleurs que leur présence et leur passage faisaient éprouver, et aussi, il faut bien le dire, en raison du peu d'amélioration que l'on en retirait, le malade se refusa à continuer.

Mais bientôt les accidents de rétention devinrent tels que devant les instances du malade qui était venu voir l'opérée de l'Hôtel-Dieu dont nous avons rapporté l'histoire, et qui avait vu le beau résultat obtenu, on résolut de pratiquer la même opération.

Elle fut faite le 29 mai 1875 en présence des confrères ci-dessus nommés. Elle n'offrit rien de particulier. L'S iliaque du côlon fut fixée entre les lèvres de la plaie par 14 points de suture, en s'entourant de toutes les précautions indiquées. Le soir, quand M. Richet revit le malade, les accidents d'étranglement pressant, on fut obligé de faire une ouverture, qui ne laissa tout d'abord échapper que quelques gaz melangés d'un peu de liquide. Ce n'est que le lendemain matin que les matières véritables et bien liées sortirent avec abondance.

A partir de ce moment, tous les accidents d'étranglement cessèrent, et c'est à peine si l'on put constater un peu de sensibilité dans la fosse iliaque gauche et un peu d'élévation du pouls.

Un phénomène assez singulier se présenta le lendemain du jour de l'opération : le malade eut une rétention d'urine, et pendant plusieurs jours on fut obligé de le sonder; de plus on constata que les urines étaient troubles et laissaient déposer un muco-pus. M. Richet ne sait à quoi attribuer cet accident.

Il suppose que les matières accumulées dans la partie de l'S iliaque du côlon comprise entre le rétrécissement rectal et l'ouverture artificielle, ne pouvant ni remonter pour sortir par l'anus artificiel ni descendre vers l'anus naturel, se sont trouvées comme emprisonnées et par leur présence ont occasionné une compression du réservoir urinaire, et ce qui semblerait donner du poids à cette opinion, c'est qu'après une évacuation abondante, le cours des urines se rétablit et que tous les accidents cessèrent.

Depuis l'opération, le malade n'a rendu par l'anus naturel que des mucosités presque toujours parfaitement transparentes et sans mélange, soit de sang soit de matières, et de temps en temps quelques caillots sanguins dont l'expulsion était précédée de douleurs très-vives. Quelques caillots sortent aussi de temps à autre par la plaie. A cela près, l'état du malade aujourd'hui 30 juillet, deux mois après l'opération, est aussi satisfaisant qu'il était permis de l'espérer. Il mange et dort comme en pleine santé, seulement il ne peut supporter l'appareil ordinaire, aussi M. Richet a-t-il été obligé de lui en faire faire un tout spécial pour remédier à une particularité fort rare, et qui est la suivante : c'est une inversion ou extroversion de la muqueuse à travers l'orifice de l'anus artificiel. Presque chaque fois que le malade a une évacuation, la muqueuse est poussée au dehors par les mouvements péristaltiques de l'intestin, et il faut la rentrer avec les doigts. L'appareil modifié porte à son centre un tube métallique muni à son extrémité d'une boule en caoutchouc, qui une fois insufflée s'applique exactement sur le pourtour de l'orifice et empêche tout à la fois l'introversion de la muqueuse et la sortie des matières. Mais si le malade éprouve des coliques trop violentes, il suffit, pour les faire cesser, d'ouvrir un robinet placé à l'extrémité du tube métallique ; l'air contenu dans la vessie en caoutchouc s'échappe, l'anus artificiel devient libre, et les matières s'écoulent. Grâce à cet appareil ingénieux, parfaitement confectionné par M. Colin sur les conseils de M. Richet, le malade va pouvoir quitter la France et retourner dans son pays.

La deuxième observation nous a été fournie par M. Garnier, interne du service de M. le professeur Richet, nous le remercions sincèrement de son obligeance à notre égard.

Obs. III. — (Fournie par M. Garnier, interne de M. Richet.)

Le 10 avril 1875, est entré à l'Hôtel-Dieu, le nommé Obecq (Charles), âgé de 34 ans, garçon d'hôtel, né à Waterloo (Belgique), salle Sainte-Marthe, n° 31, service de M. le professeur Richet. Ce malade d'origine belge, et qui porte encore extérieurement les apparences d'une force physique considérable et d'une constitution robuste, a cependant singulièrement décliné depuis le début de sa maladie actuelle qui date d'environ quinze mois.

Il donne peu de renseignements au point de vue des maladies qu'il a eues depuis sa naissance, et ses antécédents héréditaires sont nuls au point de vue d'une influence diathésique quelconque ayant pu être l'origine de la maladie pour laquelle il entre à l'hôpital.

Il y a eu un an au mois de janvier dernier qu'a débuté la maladie dont il est atteint. Au commencement, il y eut difficulté d'aller à la garde-robe, puis la constipation devint véritablement opiniâtre, les matières rendues étaient plus effilées et prenaient la forme de rubans.

Au mois de septembre de l'année dernière (1874), il s'est affaibli très-notablement ; il ne peut continuer son travail et il entre à la Charité dans le service de M. Germain Sée, remplacé temporairement par M. Damaschino. On se borne à lui prescrire des bains et des cataplasmes. M. Germain Sée, à son retour, lui fait continuer le même traitement.

Au mois de janvier dernier, il alla consulter un chirurgien de Saint-Cloud, qui le fit entrer à l'hôpital de cette ville, et lui fit prendre pendant six semaines vingt gouttes de perchlorure de fer toutes les vingt-quatre heures. Il avait probablement à cette époque des pertes de sang, sur lesquelles le malade ne nous donne aujourd'hui aucun renseignement.

Après ce laps de temps, il ne se sent point guéri, la constipation est toujours persistante, et il rentre à Paris où il va consulter un médecin, qui lui conseille de venir à l'Hôtel-Dieu et de se faire traiter par M. Richet.

A son entrée, l'état du malade est le suivant : le ventre est douloureux, ballonné ; les circonvolutions intestinales se dessinent à travers les parois de l'abdomen, les vomissements sont fréquents, composés de matières noirâtres, mais ne présentent point l'aspect caractéristique ni l'odeur des vomissements fécaloïdes. Depuis un mois, le malade n'a pas été à la garde-robe, aujourd'hui il ne rend même plus de gaz par l'anus. La respiration n'est point accélérée.

Le pouls est à 100 pulsations.

La température est de 38°,5 le soir, et elle retombe dans la matinée à l'état normal.

L'état des forces paraît un peu déprimé ; le facies est pâle et amaigri sans être grippé.

Voici le traitement qu'il a subi depuis son entrée à l'hôpital : Trois bains par semaine, cataplasmes en permanence, tantôt simples, tantôt arrosés de laudanum au moment où les douleurs deviennent extrêmement vives. Les purgatifs (deux verres d'eau de Sedlitz) administrés à plusieurs reprises, non-seulement n'atteignent point le but désiré, mais encore ont pour effet de rendre les coliques insupportables et les envies d'aller à la garde-robe plus pressantes sans être efficaces.

Dès le premier jour de l'entrée du malade, M. Richet l'ayant questionné, avant de procéder à un examen complet et approfondi, pour savoir à quoi il pouvait attribuer les accidents dont il était atteint, la réponse avait été celle-ci : J'ai été soigné à la Charité pour un carcinome du rectum.

Le toucher rectal confirma pleinement ce diagnostic. M. Richet constata l'état local suivant : L'orifice était facilement dilatable et se laissait très-bien traverser par le doigt qui pénétrait dans l'ampoule rectale. Cette ampoule ne présentait rien de particulier, mais à son centre elle présentait un certain degré d'analogie avec le col de l'utérus. Le doigt introduit dans cet orifice central pénétrait tout d'abord dans la tumeur, mais était bientôt arrêté par des franges muqueuses, à base indurée, remplissant la capacité de ce canal rétréci. L'induration paraissait surtout développée dans la partie antérieure.

L'introduction du doigt déterminait des contractions telles que la tumeur augmentait de volume et semblait se rapprocher de l'anus. Le volume de cette tumeur était en apparence assez considérable pour qu'on pût la sentir par le palper abdominal ; cependant le développement des circonvolutions intestinales et la sensibilité de l'abdomen ne permirent point d'arriver à un résultat positif par cette méthode d'exploration.

La mobilité de la tumeur dans les efforts de défécation et l'accomplissement régulier des phénomènes de la miction, permettaient d'affirmer que la production morbide n'était point adhérente au sacrum et qu'elle n'avait point envahi ou comprimé le col vésical.

M. Richet, tout en exposant qu'il y avait obstruction intestinale complète et que, quelle que fût la nature de la tumeur il n'y avait qu'une indication, et une indication formelle, celle de créer une issue aux matières, crut cependant qu'il ne fallait point se désintéresser de la question du diagnostic nosologique. Il fut ainsi amené à rechercher successivement s'il s'agissait d'un rétrécissement inflammatoire ou d'un rétrécissement syphilitique, tuberculeux ou cancéreux.

Les antécédents héréditaires, les antécédents pathologiques et l'examen par le doigt faisaient éliminer rapidement le tubercule. On ne trouvait pas non plus les plaques irrégulières, étendues, indurées, caractéristiques de la syphilis ; du reste, le traitement par l'iodure de potassium était resté sans résultat.

L'inflammation était plus vraisemblable ; cependant les franges muqueuses étaient plutôt en faveur de l'existence d'une affection cancéreuse, en désignant par le mot cancer toute espèce de production maligne quelle qu'elle soit.

Cette production paraissait, du reste, s'être développée en dehors des antécédents héréditaires habituels. Arrivant à la question du traitement, M. Richet, dans sa clinique du 10 avril dernier, s'exprimait de la façon suivante :

« Ce malade ne peut espérer une guérison radicale, mais il peut compter sur un soulagement. La médecine est impuissante, il est vrai ; les purgatifs sont vomis comme les aliments, mais les moyens chirurgicaux peuvent être très-utiles.

En conséquence, il faut se hâter d'opérer, car par l'application de la main et de l'oreille sur la paroi abdominale, on sent et on entend ce frottement péritonéal analogue au frottement pleural et qui annonce l'arrivée à bref délai d'une péritonite suraiguë qui doit être rapidement mortelle. Les sondes et les autres procédés consistant à agir directement sur le rétrécissement, resteraient sans résultat ou ne procureraient qu'un soulagement de peu de durée ou insignifiant; il faut en venir à une intervention décisive, l'ouverture de l'intestin au-dessus de l'obstacle.

« Cette opération n'a, du reste, rien d'effrayant ou d'insolite. On la fait très-volontiers chez les enfants depuis que Littre, en 1710, l'a fait définitivement accepter par la majorité des chirurgiens.

« On la pratique plus rarement chez les adultes, mais les résultats obtenus dans ce dernier cas doivent nous encourager.

L'an passé, j'ai opéré dans les mêmes conditions une jeune femme qui est sortie guérie après cinq ou six mois, et qui n'est point revenue me voir depuis, probablement parce que son état n'exige plus le secours de la chirurgie.

« Je vais donc faire l'opération de l'anus artificiel, non point suivant la méthode de Callisen, mais suivant la méthode de Littre, car les soins de propreté son plus faciles à donner et les malades peuvent venir plus efficacement en aide à l'écoulement des matières. »

L'opération est faite à onze heures du matin, le 10 avril 1875; dix points de suture sont placés. A trois heures du soir, on pratique une incision à l'intestin et les matières fécales longtemps retenues s'échappent en grande abondance. Dès le soir, dégonflement du rétrécissement anal et écoulement de matières liquides par l'anus. Soulagement considérable. A cinq heures du soir, le pouls et la température n'augmentent point, et le 13 mars, M. Richet fait constater à sa clinique que le pouls est à 70°, que le malade tout à fait soulagé demande à manger.

Le bien-être produit par cette voie nouvelle donnant issue aux matières, a duré sept à huit jours; le malade fut obligé, sans qu'il en ressentît le moindre malaise, de prendre de temps en temps de l'huile de ricin pour dégager son anus artificiel; la dose était de 20 grammes. Mais le malade, s'apercevant que l'huile de ricin l'épuisait par la trop grande quantité de matières qu'il rendait, il prit un verre d'eau de Sedlitz tous les trois ou quatre jours. Un mois après son opération, le malade put descendre de son lit, mais il se sentit si faible qu'il fut obligé de se recoucher immédiatement. Des dix points de suture qui avaient été placés au moment de l'opération, quelques-uns sont tombés au bout de vingt-cinq jours, d'autres ne sont tombés qu'après onze semaines, et même le dernier point de suture a dû être enlevé, car il gênait au passage de la canule dont le malade se sert pour empêcher son anus artificiel de se refermer. Les purgatifs, après l'opération, étaient nécessaires tous les trois ou quatre jours, aujourd'hui il suffit d'en donner tous les huit jours seulement. Les douleurs rénales tourmentent toujours le malade ; cependant il prétend que l'usage des bains sulfureux lui aurait soulagé beaucoup son mal. Un matin, en plaçant l'appareil dont je vais donner la description, le malade sentit de la douleur au niveau de l'orifice de l'anus artificiel. C'était un petit abcès dont la cause devait être soit un petit os, soit une arête de poisson. En tout cas, cet abcès s'est ouvert grâce à la pression des matières qui voulaient s'échapper et qui ont probablement chassé devant elles le corps étranger. Une quantité assez considérable de matières s'est écoulée, car le développement de cet abcès avait depuis quelques jours obturé presque complètement l'orifice de l'anus artificiel. Le malade va plutôt à la garde-robe par le rectum que par l'anus contre-nature qui a grande tendance à se rétrécir.

Cette infirmité, grâce au petit appareil qu'a fait construire M. Richet, ne gêne en rien le malade et ne l'oblige point à rester couché continuellement. Il peut au contraire se lever, aller et venir et ne pas même être incommodé par l'odeur des matières qui s'écoulent dans son réservoir. Voici la description de cet appareil : Il se compose d'une ceinture large de 4 centimètres en tissu élastique. Au niveau de l'orifice de l'anus artificiel existe un bourrelet circulaire creux et pouvant se gonfler à volonté. A ce bourrelet circulaire en caoutchouc vulcanisé, fait suite une poche renflée à sa partie moyenne, en forme d'ampoule et qui tient lieu de déversoir ; c'est dans cette partie que les matières s'écoulent insensiblement et sans que le malade en ait conscience. La poche est également faite de la même substance. D'une des parties latérales du bourrelet part un diverticulum creux, muni d'un robinet et pouvant s'adapter à une poire à air. Voici la manière dont fonctionne cet appareil : Le malade met sa ceinture en lieu et place, l'orifice de l'anus se trouvant au centre du bourrelet, vis-à-vis d'une partie creuse. Il adapte ensuite la poire à air au petit diverticulum en ayant soin d'ouvrir le robinet. Le bourrelet se gonfle en comprimant légèrement la peau saine qui est autour de la plaie. On ferme alors le robinet, et comme le bourrelet est hermétiquement appliqué sur la peau, les matières n'ont plus de voie pour s'écouler que celle du déversoir. Tel est l'heureux stratagème qui a servi à tenir immédiatement appliqué sur la peau le bourrelet de caoutchouc vulcanisé.

La quatrième observation, que nous reproduisons, est celle de M. le professeur Verneuil.

La tumeur rectale, qui était un cancer colloïde, avait été prise pour un enchondrome situé près de la symphyse sacro-iliaque.

Voici cette observation :

Obs. IV. — (Fournie par M. Petit, interne provisoire du service.)

Chambald (Adam), âgé de 21 ans, exerçant l'état de fondeur, entre à l'hôpital Lariboisière le 19 septembre 1868, salle Saint-Vincent.

Il est maigre, anémique, vomissant des matières fécaloïdes, presque à la mort. On apprend que vers le mois de juin il a commencé à éprouver des difficultés pour aller à la selle. Ces difficultés devenant de plus en plus grandes, un médecin fut consulté. Il purgea le malade, qui ne fut aucunement soulagé. D'autres furent appelés, ils purgèrent tous le malade, mais aucun ne pratiqua le toucher rectal. Le malade est arrivé « avec quatre purges dans le ventre, » dit-il. Il était entré dans une salle de médecine dont le chef de service pria M. Verneuil de lui donner son avis. Au toucher, on sent une masse dure, bosselée, indolente, immobile, qui presse les parois du rectum en arrière et sur les côtés, et le ferme complètement. M. Verneuil conseilla et pratiqua d'urgence l'entérotomie par la méthode de Littre. Il fit transporter le malade dans son service, salle Saint-Louis, lit n° 20, 1er octobre.

Considérant 1° que la marche de la maladie a été très-lente (car on apprend du malade que quatre ou cinq ans auparavant il a ressenti du malaise dans le bassin); 2° que la muqueuse rectale n'est ni ulcérée ni adhérente à la tumeur, M. Verneuil éloigne l'idée de cancer du rectum. Les signes physiques fournis par le toucher rectal lui feraient plutôt croire à un *enchondrome* prenant son point de départ sur l'os iliaque gauche près de la symphyse sacro-iliaque. C'était un cancer colloïde.

L'opération fut suivie de résultats très-satisfaisants. La muqueuse intestinale se souda rapidement aux lèvres de la plaie, la défécation se fit très-bien par l'anus artificiel, l'appétit revint au malade, qui reprit de l'embonpoint et des forces ; il s'habitua peu à peu à des soins de propreté qui lui rendirent son infirmité très-supportable.

M. Verneuil appela notre attention sur une particularité très-curieuse de la tumeur. Au moment de l'opération, elle fermait complètement le rectum, et les matières fécales ne pouvaient plus passer par les voies naturelles; peu à peu les matières sortaient par l'anus, et vers le 1er novembre, il en sortait plus par cette voie que par la voie artificielle, le toucher démontra une diminution très-sensible de la tumeur. Mais cet état ne dura pas, la quantité de matières sortant par l'anus diminua peu à peu, et bientôt il ne sortait plus qu'un peu de liquide. En même temps le volume de la tumeur augmentait, et le 1er décembre il était de même que les jours de l'arrivée du malade.

Pour expliquer ce phénomène arrêt primitif des matières fécales, puis leur sortie par le rectum et enfin leur impossibilité de sortir par cette voie, M. Verneuil suppose une sorte de congestion spontanée de la tumeur qui aurait pressé contre le rectum de manière à l'obstruer. La congestion aurait cédé après l'entérotomie et rendu libres les voies naturelles; mais la tumeur, continuant sa marche envahissante, tendrait peu à peu à remplir la cavité du petit bassin.

Au 1er décembre, l'état général du malade est très-satisfaisant; il mange et dort bien; les fonctions digestives s'accomplissent facilement; il se lève, marche, mais il est pâle. La plaie, qui a très-bon aspect, tend à se fermer, elle est moitié moindre que primitivement.

Cet état de bonne santé relative dure jusqu'au 12 janvier. Le malade, dans la nuit du 11 au 12, a souffert dans le rectum et dans le côté gauche. Il éprouve de vives douleurs au toucher rectal. Le ventre présente la résonnance tympanique. Purgatifs.

20 janvier. Pas d'amélioration sensible. Vésicatoire au-dessous de l'aine gauche. Il ne soulage pas le malade.

Du 12 janvier au 26 février, le malaise ne quitte que rarement le malade. Il devient même plus intense de jour en jour. Le malade a mauvaise mine, il est pâle, bouffi. M. Verneuil attribue cet état à la rétraction croissante des lèvres de l'anus artificiel, qui amène un peu de constipation. Il fait avec le bistouri (26 février) une incision qui comprend la cicatrice, et refait deux points de suture qui avaient manqué après l'entérotome. L'opération ne donna pas plus d'une demi-cuillerée à café de sang.

Une demi-heure après, on aperçut un petit suintement de sang. Pensant que ce n'était rien et qu'il allait s'arrêter, on attendit; mais vers six heures du soir, l'hémorrhagie durait encore. L'interne de garde fut alors appelé, il enleva un des points de suture et aperçut un petit jet au milieu de l'écoulement en nappe, il lia en masse.

Le lendemain, 27 février, vers deux heures après midi, seconde hémorrhagie qui s'arrêta d'elle-même.

Le 28, à la visite, M. Verneuil nous fit remarquer qu'il n'avait fait aucune ligature après l'opération. Voyant là un cas analogue à plusieurs autres observés dans son service depuis peu de temps, il diagnostiqua une congestion intermittente de la plaie, suivie d'hémorrhagie. Le sulfate de quinine, administré à la dose de 60 centigrammes par jour, fit cesser tout accident.

M. Verneuil s'est alors souvenu de certains détails de la première opération (détails confirmés par le malade et par plusieurs élèves du service). La première opération, qui n'a donné que peu de sang et qui n'a pas non plus nécessité aucune ligature, a été également suivie d'une hémorrhagie arrêtée par une potion de perchlorure de fer à l'intérieur et l'application de la glace à l'extérieur. Il n'y eut pas d'autre accident les autres jours.

Ces hémorrhagies, survenant après des opérations insignifiantes qui n'ont donné que très-peu de sang, firent supposer à M. Verneuil que ce malade était sous l'influence de la diathèse cancéreuse. L'examen des urines, fait avec soin, ne donna ni sucre ni albumine. L'hypothèse porte sur l'hémophilie. On interrogea le malade en conséquence.

Il est originaire de la Moselle, il n'habite Paris que depuis quatre ans. Ses parents sont encore vivants. Le père a 67 ans et la mère 56 ; il a cinq sœurs et deux frères, tous bien portants. Il ne se souvient pas de s'être jamais coupé ou égratigné. Il a eu dans son enfance des épistaxis sur le fréquence et la durée desquelles il ne peut se prononcer ; mais il y a deux ans, elles devinrent plus fréquentes ; il saignait presque tous les jours à la même heure. D'autres accidents viendront peut-être s'ajouter à ceux-là et confirmer pleinement le diagnostic.

Le 27 février. Purgatifs. La plaie n'a pas un bon aspect. Badigeonnage à la teinture d'iode.

2 mars. Lavements par l'anus contre nature. Le malade va bien à la selle, mais son malaise général persiste.

Il ne peut rien prendre ; il vomit ses aliments après les repas.

Le 8. Le malade a pu prendre un potage ; il est toujours pâle, bouffi. Les ganglions inguinaux, engorgés par suite de la tumeur abdominale, sont très-volumineux et douloureux.

Le 12. Urines troubles, chargées. Au microscope on trouve 1° des globules blancs du sang, en quantité notable ; 2° des globules rouges en moindre quantité, des spermatozoïdes, bien constitués, en petite quantité.

L'examen chimique ne révèle la présence ni du sucre, ni de l'albumine.

Le 15. Le malade éprouve de la douleur en urinant. Les urines sont très-chargées.

Le 20. Augmentation des douleurs pendant la miction. On sonde le malade. Le cathétérisme est très-douloureux.

Le 22. Le cathétérisme devenant trop douloureux et trop difficile, on laisse une sonde à demeure. Il sort avec les urines une grande quantité de pus. Pas d'éléments épithéliaux.

Les symptômes s'aggravèrent de jour en jour.

Le 3 avril le malade mourut.

L'autopsie, dont je n'ai pas de détails, révéla la présence d'un cancer colloïde de la partie inférieure du côlon descendant.

La dernière observation a été recueillie par nous-même, dans le service de M. Richet.

Obs. V. — (Personnelle.)

Vrevin (Antoine-Vincent), âgé de 61 ans, prêtre à Vovel, près Terquier, arrondissement de Laon, est entré à l'hôpital une première fois le 20 juin, y a fait un séjour de quelques jours et en est sorti le 25 juin. Il est de nouveau revenu à l'Hôtel-Dieu le 4 juillet et voici ce qu'il nous a raconté :

Toute sa vie, il a été constipé et cette constipation était surtout plus forte, quand il se dérangeait de son régime qui était fort sévère. Ses habitudes sédentaires venaient d'ailleurs encore augmenter son état continuel de constipation. Sa mère, nous dit-il, a toujours eu de grandes difficultés pour aller à la garde-robe et est probablement morte de la même affection dont il est atteint. Ce sont les seuls antécédents héréditaires.

Quelques maladies antérieures l'ont à diverses reprises obligé de suspendre ses occupations.

A 23 ans, attaque de rhumatisme articulaire aigu dans laquelle le cœur semble avoir été atteint, car à l'âge de 40 ans, nous retrouvons une enflure assez notable des jambes, qui a persisté pendant trois mois, ce qui indiquerait bien une lésion cardiaque.

Ce n'est qu'à 26 ans que le malade a suivi un traitement pour sa constipation qui alors se compliquait d'hémorrhoïdes, cause probable pour laquelle il a consulté le médecin. A cette époque, flux hémorrhoïdal léger. Lavements froids.

Il y a quatre ans, à l'âge de 57 ans, gastralgie qui a paru être guérie pendant une année, grâce à la grande quantité de lait qu'il buvait. Les maux d'estomac sont revenus depuis, et les digestions se font péniblement ; la cause de ce trouble digestif provient de l'obstacle situé à l'extrémité inférieure du tube digestif.

Ce n'est qu'au mois de mars dernier, que le malade, s'apercevant que sa constipation augmentait de plus en plus, et que ses envies d'aller à la garde-robe devenaient plus impérieuses pour n'aboutir, pour ainsi dire, à rien, consulta un médecin de Chauly (Aisne), ainsi qu'un médecin de La Fère.

Après avoir examiné le ventre, avoir pratiqué le touchér rectal, et avoir fait l'examen du rectum à l'aidu du spéculum ani, ils conclurent à une inflammation du rectum sans néanmoins rejeter l'idée d'une tumeur, qui pour eux, du moins ils n'osèrent l'assurer, ne devait pas être de mauvaise nature. Comme moyen chirurgical, ils cautérisèrent à l'aide du nitrate d'argent.

Sur ces entrefaites, le malade, inquiet, partit poür Paris et entra dans le service de M. Richet, où voici ce que l'on constata à l'aide du doigt : on put reconnaître que l'anus était libre dans ses parties sphinctériennes et ampullaire. Lorsqu'on était arrivé à 10 centim., longueur du doigt indicateur de M. Richet, une certaine masse, dure, résistante, obstruant le canal, fut sentie sous la pulpe du doigt, qu'elle laissait à peine pénétrer dans son intérieur. Un examen ultérieur plus complet fut fait quelques jours plus tard.

Le malade n'a pas été à la garde-robe depuis le jour de sa rentrée à l'hôpital, c'est-à-dire le 4 juillet. Gonflement du ventre, tympanite légère. Ventre douloureux à la pression. Douleurs lombaires violentes, s'irradiant dans les cuisses.

13 juillet. Une bouteille d'eau de Sedlitz. Débâcle considérable, qui a affaibli le malade, et l'a mis dans un état de prostration extrême.

Le 14. Nouvelle purgation, peu d'évacuations alvines.

Du 14 au 18 alternative de constipation et de diarrhée, grâce aux purgatifs réitérés.

Le 25. Examen du malade par M. Richet. Voici ce qui a été constaté. Tumeur rectale, remontant à 10 centim. de l'orifice anal, siégeant derrière la prostate, et occupant tout le petit bassin. Cette tumeur est circulaire, uniformément développée dans les parois du rectum ; sa forme est celle d'un cône dont le sommet serait dirigé en bas. Dès qu'on dit au malade de pousser comme dans l'effort de la défécation, la pulpe du doigt fortement engagé dans le rectum pénètre dans l'ouverture du rétrécissement. Il ne semble pas y avoir aucune adhérence de la tumeur avec les organes du petit bassin.

A partir de ce jour l'opération est résolue; il ne reste plus qu'à fixer le jour.

Le 26. Depuis neuf jours, le malade n'a pas été à la garde-robe. M. Richet ne veut pas le purger, afin de laisser gonfler un peu le ventre et l'intestin se remplir pour rendre l'opération plus facile. M. Richet prie M. Rigaud, de Nancy, présent à la visite, de venir voir le malade et lui donner son assentiment. Après être entré dans tous les détails de la maladie, il en conclut à une opération qui, comme il le pense, a toutes les chances de réussir, surtout dans l'état d'esprit où se trouve le malade. M.Rigaud est d'avis que les circonstances n'obligent pas et qu'il ne pratiquerait l'opération que s'il y avait la main forcée, c'est-à-dire à la dernière extrémité. M. Richet n'est pas de son avis et voici les arguments qu'il apporte à l'appui de son opinion. Plus on attend, plus on épuise le malade, l'appétit est perdu par suite des troubles digestifs occasionnés par l'arrêt des matières. Le malade ne mange plus, ou il mange avec une précaution extraordinaire. Son alimentation journalière est réduite à un ou deux potages très-légers; il évite tout aliment solide, et comme je l'ai dit plus haut, dans le courant de ma thèse, il ne vit plus, il lutte. Ne mangeant pas, ayant des douleurs d'estomac continuelles occasionnées par la rétention intermittente des matières fécales, la santé du malade s'altère, il dépérit chaque jour et plus on attend pour opérer, plus on se trouve dans de mauvaises conditions pour la réussite, surtout quand on se trouve vis-à-vis d'un tel malade qui, connaissant parfaitement l'affection dont il est atteint, ne demande qu'à être opéré pour être soulagé et recouvrer un peu l'appétit qu'il a perdu depuis si longtemps.

M. Rigaud, devant des arguments si concluants, se range à l'avis de M. Richet et pense que l'on peut opérer. En conséquence, l'opération est résolue pour le jeudi 29 juillet.

Le malade fut transporté à l'amphithéâtre, anesthésié à l'aide du chloroforme et opéré par M. Richet. Il survint, je ne dirai pas un accident, mais un temps malencontreux durant la manœuvre opératoire. Je dois le signaler.

On sait que l'effet du chloroforme est d'anesthésier, mais il n'en est pas de même chez les alcooliques, au lieu d'anesthésie, on a de l'hyperesthésie, témoin le malade de M. Richet. L'aide chargé d'administrer le chloroforme ayant cru à une résolution complète l'annonça. L'incision cutanée, la section des muscles abdominaux ne suscita aucun mouvement, mais dès qu'on fut parvenu au péritoine, il n'en fut pas de même. Le malade, de même que tous les alcooliques, était dans une ébriété complète et se contractait à chaque instant. De plus, il fut pris de vomissements. Malgré les tentatives qui furent faites, on ne put obtenir la résolution, et cependant il fallait terminer l'opération, M. Richet ouvrit donc le péritoine, mais aussitôt l'intestin, animé de mouvements péristaltiques violents occasionnés par les efforts de vomissements, vint faire irruption à travers la plaie. En vrai praticien, M. Richet ne s'en effraya pas et le maintint.

Au lieu d'anesthésie on avait produit de l'hyperesthésie, une sensibilité exagérée, qui, au moindre mouvement de l'opérateur, réveillait les contractions musculaires. Si l'on pouvait avant d'administrer le chloroforme s'enquérir si l'on a affaire à un alcoolique, ce serait une chose précieuse, car souvent une telle précaution peut faire manquer une opération. En effet, dans l'opération de la hernie étranglée, si au moment du débridement, l'individu est pris de hoquets, de vomissements, de mouvements désordonnés, un chirurgien peu expérimenté en présence de cet intestin tout entier (le ventre peut se vider, il peut se faire une véritable éventration) en dehors de sa cavité, perdrait certainement la tête.

Enfin l'opération de l'anus artificiel fut terminée par M. Richet, qui, impatienté, suppliait le malade de ne pas continuer à se contracter de la sorte. Un peu de sang put entrer dans la cavité du péritoine, et c'est probablement ce qui fut cause de la douleur que le malade éprouvait à la plus légère pression du ventre.

La nuit qui suivit l'opération fut mauvaise pour le malade qui ne dormit pas un instant, et fut tourmenté par la fièvre.

Le 30 et les jours suivants, la péritonite s'accentua, et il survint un érysipèle au pourtour de la plaie.

CONCLUSIONS.

1° Cette opération dite de l'anus artificiel n'est pas plus périlleuse et offre autant de chances de succès que les opérations chirurgicales usuelles. Bien que préconisant cette opération, nous ne bannissons pas les autres et nous sommes persuadé, au contraire, qu'elles peuvent être suivies de réussites dans certains cas.

2° C'est un devoir pour un chirurgien honnête de la pratiquer toutes les fois qu'il y a arrêt des matières par un obstacle, quelle que soit d'ailleurs la nature de la tumeur. Il n'y a, dans ces cas extrêmes, qu'une indication et une indication formelle : ouvrir une porte à ce poison qui infecte l'économie.

3° Il est d'autres cas où l'indication n'en est pas moins formelle, mais moins urgente. Ainsi, quand le malade en est arrivé à ne plus aller à la garde-robe que tous les quinze jours avec une douleur extrême, quand il a perdu l'appétit, qu'il ne vit plus, mais qu'il lutte pour ainsi dire, il faut encore opérer. Ceci revient à dire qu'il ne faudrait point attendre qu'il se soit produit des phénomènes graves pour agir.

4° Les succès obtenus, le peu de difficultés du manuel opératoire, nous encouragent à dire, avec l'avis de nos maîtres, que c'est une opération nécessaire et qu'il faut mettre plus souvent en pratique qu'on ne l'a fait jusqu'ici.

Paris. A. PARENT, imprimeur de la Faculté de Médecine, r. Mr-le-Prince, 29-31.

NOUVELLES PUBLICATIONS DE LA LIBRAIRIE ADRIEN DELAHAYE

Clinique médicale, par le docteur Noël GUENEAU DE MUSSY, médecin de l'Hôtel-Dieu, membre de l'Académie de médecine, etc., 2 vol. in-8.......... 24 fr. »

Des névroses menstruelles ou la menstruation dans ses rapports avec les maladies nerveuses et mentales, par le docteur BERTHIER, inspecteur-adjoint des aliénés de la Seine, médecin expert près le tribunal civil, 1 vol. in-8.. 5 fr. »

Manuel de prothèse ou de mécanique dentaire, par O. COLES, chirurgien-dentiste à l'hôpital spécial de Londres, traduit par le docteur G. DARIN, 1 vol, in-8, 150 figures dans le texte.................................. 6 fr. »

Leçons sur les maladies du système nerveux, faites à la Salpêtrière, par le docteur CHARCOT, professeur à la Faculté de médecine de Paris, recueillies et publiées par le docteur BOURNEVILLE, 1 vol. in-8, avec 25 figures dans le texte et 8 planches en chromolithographie; le vol. cartonné.............. 10 fr. »

Deuxième partie, — 1er fascicule : Anomalies de l'ataxie locomotrice; 2e fascicule : De la compression lente de la moelle épinière. In-8, avec 2 planches, prix de chaque fascicule.................................. 2 fr. »

Troisième partie, — Des amyotrophies spinales, in-8, avec fig. et pl.... 4 fr. »

Traité pratique des maladies du cœur, par FRIEDREICH. Ouvrage traduit de l'allemand par les docteurs LORBER et DOYON. 1 v. in-8 cartonné......... 10 fr. »

Leçons sur le strabisme, les paralysies oculaires, le nystagmus, le blépharospasme, etc., professées par F. PANAS, chirurgien de l'hôpital Lariboisière, professeur agrégé à la Faculté de médecine de Paris, chargé du cours complémentaire d'ophthalmologie, etc., rédigées et publiées par G. LOREY, interne des hôpitaux; revues par le professeur, 1 v. in-8, avec 10 fig. dans le texte. 5 fr. »

Traité de médecine légale et de jurisprudence médicale, par LEGRAND DU SAULLE, médecin de l'hôpital de Bicêtre (service des aliénés), médecin expert près les tribunaux, etc. 1 fort vol. in-8.................... 18 fr. »

Des vues longues, courtes et faibles, et de leur traitement par l'emploi scientifique des lunettes, par SOELBERG WELLS. professeur d'ophthalmologie à King's College, de Londres, etc., ouvrage traduit sur la 4e édition par le docteur G. DARIN. 1 vol. in-8, avec figures.......... 4 fr. »

Traité élémentaire des maladies de la peau, par A. GAILLETON, ex-chirurgien en chef de l'Antiquaille, chirurgien en chef des Chazeaux (maladies cutanées et vénériennes). 1 vol. in-8.................................. 6 fr. »

Maladies de l'oreille, nature, diagnostic et traitement, par le professeur JOSEPH TOYNBEE, avec un supplément par JAMES HINTON, chirurgien auriste à Guy's hospital, traduit et annoté par le docteur DARIN. 1 vol. in-8, avec 99 figures dans le texte. 8 fr. 50

Manuel médical des eaux minérales, par le docteur LE BRET, médecin-inspecteur honoraire des eaux de Baréges, président de la Société d'hydrologie médicale de Paris. 1873-74, etc, 1 vol. in-12.................. 5 fr. 50

Clinique médicale des affections du cœur et de l'aorte, observations de médecine traduites de l'anglais par le docteur BARELLA, membre de l'Académie royale de médecine de Belgique, etc. (le tome Ier est en vente, le tome II paraîtra prochainement), in-8.................................. 6 fr. »

Étude clinique de la phthisie galopante, preuves expérimentales de la non-spécificité et de la non-inoculabilité des phthisies, par le docteur METZQUER; ouvrage précédé d'une préface de M. le professeur FELTZ, in-8.......... 4 fr. »

Des infiniment petits rencontrés chez les cholériques, étiologie, prophylaxie et traitement du choléra, avec planches micrographiques, par le docteur G. DANET. 1 vol. in-8........................ 5 fr. »

La pierre dans la vessie, avec indications spéciales sur les moyens de la prévenir, ses premiers symptômes et son traitement par la lithotritie, par WALTER J. COULSON, chirurgien à St-Peter's Hospital, pour la pierre et les autres maladies des organes urinaires. Traduit de l'anglais par le docteur H. PICARD. In-8.................................. 3 fr. »

Histoire de la vaccination. Recherches historiques et critiques sur les divers moyens de prophylaxie thérapeutique employés contre la variole depuis l'origine de celle-ci jusqu'à nos jours, par le docteur E. MONTEILS, médecin des épidémies. 1 vol. in-8.................................. 7 fr. »

Paris.—Typ. A. PARENT, imprimeur de la Faculté de Médecine, r. M.-le-Prince, 29-31

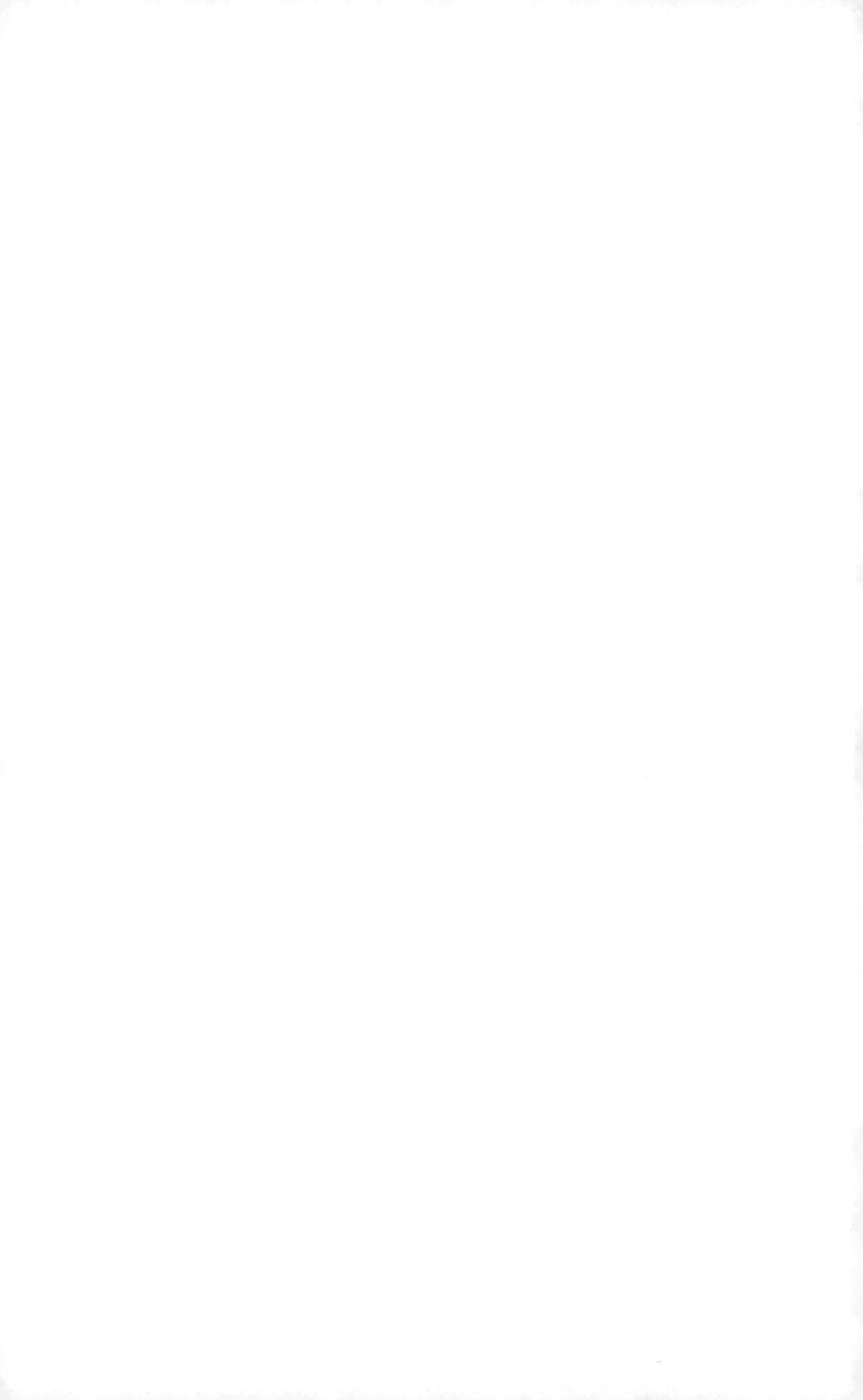

www.ingramcontent.com/pod-product-compliance
Ingram Content Group UK Ltd.
Pitfield, Milton Keynes, MK11 3LW, UK
UKHW020434180726
13839UKWH00003B/1489